JINGMAI ZHILIAO SHIYONGGONGJUSHU

静脉治疗实用工具书

许晓岚◎主编

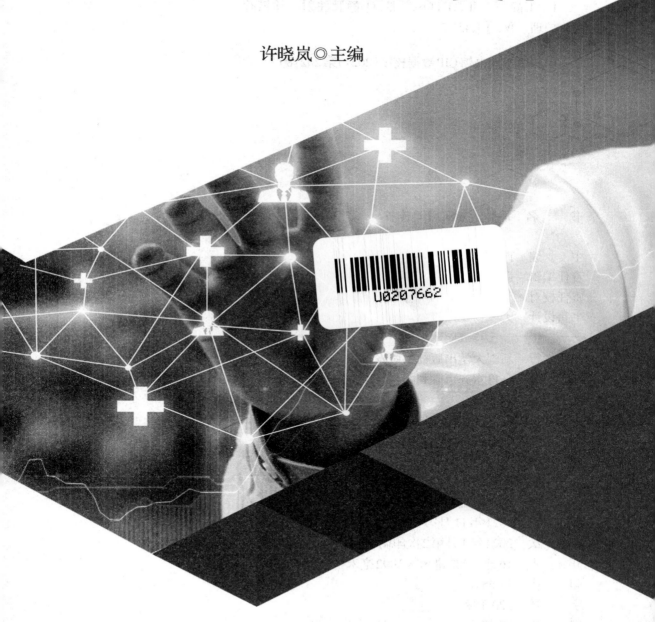

新疆大学出版社

图书在版编目（CIP）数据

静脉治疗实用工具书 / 许晓岚主编 . —乌鲁木齐：新疆大学出版社，2021.11（2024.1重印）

ISBN 978-7-5631-3052-8

Ⅰ.①静…　Ⅱ.①许…　Ⅲ.①静脉注射－输液疗法－护理　Ⅳ.①R457.2

中国版本图书馆CIP数据核字（2021）第232185号

书　　　名	静脉治疗实用工具书
主　　　编	许晓岚
责任编辑	武　戎
责任校对	王春云
书籍设计	天　畅
出版发行	新疆大学出版社出版发行
地　　　址	乌鲁木齐市胜利路666号
邮　　　编	830046
网　　　址	http://cbs.xju.edu.cn/
电　　　话	0991-8582431　0991-8582182
经　　　销	新疆新华书店发行有限责任公司
排　　　版	天畅图文设计工作室
印　　　刷	三河市金兆印刷装订有限公司
版　　　次	2021年11月第1版
印　　　次	2024年1月第2次印刷
开　　　本	16开　787毫米×1092毫米
印　　　张	17.25
字　　　数	320千字
定　　　价	89.00元

《静脉治疗实用工具书》
编委会名单

主 编：许晓岚

副主编：骆小燕 郭秀平

编 委：栾晓丽 谢凤霞 刘琳琳 张 燕

彭 玲 苏银丽 宋新珍 乔 屏

陶 鹤 金 敏 何 娟 司 青

姜 芳 王金梅 崔玉萍 宋晓丽

张慧清 张耀荣 丁秀兰 吴东梅

庞玉玲 盖荣（蒙古） 张 蕾

叶·银花（蒙古）

目 录

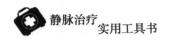

第一章
静脉输液的发展

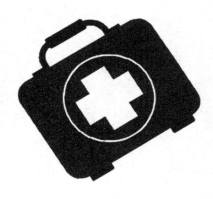

第一节 静脉输液穿刺技术的发展

随着医学及静脉输液技术的发展,输液装置、穿刺部位的多样化,静脉输液技术也随之发生了巨大的变化。除外周浅静脉穿刺技术外,常用的静脉输液穿刺技术有:锁骨下静脉穿刺置管术、颈内静脉穿刺置管术、股静脉穿刺置管术、肘部静脉穿刺置管术、颈外静脉穿刺置管术等。目前我国一次性静脉输液钢针的使用率较高,静脉留置针的使用率为95.7%,PICC普及率达到91.5%,静脉输液港的普及率为10.7%。

静脉治疗穿刺工具主要包括外周静脉导管(一次性静脉输液钢针、外周静脉留置针)、中心静脉导管、经外周静脉置入中心静脉导管、输液港等。2014年5月1日《静脉治疗护理技术操作规范》(以下简称《规范》)正式实施。《规范》中明确要求:在静脉治疗操作前,应评估患者的年龄、病情、过敏史、静脉治疗方案、药物性质、治疗时间等,选择合适的输注途径和静脉治疗工具;评估穿刺部位皮肤情况和静脉条件,在满足治疗需要的情况下,尽量选择较细、较短的导管。

一、静脉治疗穿刺工具

(一)外周静脉导管(PVC)

1. 一次性静脉输液钢针。

头皮钢针长时间使用可能会产生静脉输液渗透到皮下组织的并发症,一次性静脉输液钢针宜用于短期或单次给药,腐蚀性药物不应使用一次性静脉输液钢针。美国静脉输液护士协会(INS)的指南建议使用一次性静脉输液钢针仅限于短期或单次给药治疗,避免持续输注腐蚀性药物、肠外营养液、pH低于5或高于9的液体或药物,以及渗透压大于600 mOsm/L的液体,可用于单次采取血标本。短期给药是指输液量小、输液时间小于4 h的静脉治疗。腐蚀性药物包括强酸、强碱及发疱性药物,如蒽环类(阿霉素、表阿霉素、吡喃阿霉素、丝裂霉素、柔红霉素等)、长春碱类(长春新碱、长春酰胺、长春花碱等)化疗药。

2. 外周静脉留置针。

静脉留置针又称套管针,作为一种先进的新型输液器材,具有减少穿刺次数、

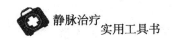

刺激小、安全迅速、易于操作、便于固定、减少护士工作量、减少患者痛苦等优点。因此,在我国,静脉留置针的临床应用十分广泛,但是临床应用效果受到合作程度、血管因素、疾病因素、护士的操作因素、输液工具因素、护理因素、药物因素等方面的影响。

第一代外周静脉留置针于1964年被发明应用,作为一次性静脉输液钢针的替代产品,外周静脉留置针因质地柔软,对血管内膜机械性损伤小,在血管内留置时间长,避免了反复的血管穿刺,能满足危重患者抢救、围手术期输液、手术中快速输血、补液的要求,现已被临床广泛使用,并且从开放式到封闭式,再到安全式留置针,不断改进。

《规范》中指出,外周静脉留置针宜用于短期静脉输液治疗,不宜用于腐蚀性药物等持续性静脉输注;外周静脉留置针宜72～96 h更换一次。《规范》中要求,外周静脉导管穿刺宜选用上肢静脉作为穿刺部位,避开静脉瓣,关节部位以及有疤痕、炎症、硬结等处的静脉;由于下肢静脉瓣较多,血栓形成和发生血栓性静脉炎的风险较上肢静脉高,因此,成年人不宜选择下肢静脉进行穿刺;因经头皮静脉输液,一旦发生药液渗出,局部可能出现疤痕,影响头发生长和美观,故小儿不宜首选头皮静脉;接受乳房根治术和腋下淋巴结清扫术的患者应选健侧肢体进行穿刺;有血栓史和血管手术史的静脉不应进行置管。

(二)中心静脉导管(CVC)

1967年,肠外营养之父Dr. Stanley Dudrick成功地由锁骨下静脉置入导管经上腔静脉输入高浓度的葡萄糖和蛋白质溶液,此后经中心静脉输液治疗开始在临床应用。CVC是指经锁骨下静脉、颈内静脉、股静脉置管,尖端位于上腔静脉或下腔静脉的导管。《规范》中指出,CVC可用于任何性质的药物输注、血液动力学监测,不应用于高压注射泵注射造影剂(耐高压导管除外)。上述任何性质药物包括持续输注腐蚀性药物、肠外营养液、pH低于5或高于9的药液,以及渗透压大于600 mOsm/L的液体。当前应用中心静脉导管进行静脉输液在临床中具有举足轻重的作用,常用于测量中心静脉压,进行大量而快速的静脉输液,长期肠外营养途径,作为血液透析的管道等。它减少了浅静脉反复穿刺给患者带来的痛苦,减轻了护士的临床工作量。但使用中心静脉导管输液治疗时限尚存在争议,应避免不必要的长期留置中心静脉导管。

(三)经外周静脉置入中心静脉导管(PICC)

PICC指经上肢贵要静脉、肘正中静脉、头静脉、肱静脉、颈外静脉(新生儿还可通过下肢大隐静脉、头部颞静脉、耳后静脉等)穿刺插管,尖端位于上腔静脉或下腔静脉的导管。20世纪90年代后期，PICC被引入中国，并迅速发展。

《规范》中指出，PICC宜用于中长期静脉治疗，可用于任何性质的药物输注，不应用于高压注射泵注射造影剂和血流动力学监测（耐高压导管除外）。PICC留置时间不宜超过1年或遵照产品说明书。国内有研究建议PICC一般可留置3～6个月，国外文献报道最长可保留2年。宜选择肘部或上臂静脉作为穿刺部位，避开肘窝；新生儿和儿童还可选择头、颈部和下肢静脉；接受乳房根治术或腋下淋巴结清扫的术侧肢体、锁骨下淋巴结肿大或有肿块侧，安装起搏器侧不宜进行同侧置管；对于已知或怀疑有感染，预插管静脉有血栓形成史、外伤史、血管外科手术史、放疗史，患有严重出血性疾病和上腔静脉压迫综合征的患者不能使用PICC进行治疗。

PICC导管型号的选择应在满足治疗需求和输液流速的情况下，尽量选择较细的导管，粗的导管可能增加血栓性静脉炎、静脉血栓形成的风险。成人通常选用4F、5F，儿童常选用3F，婴儿可选用1.9F型号导管。

目前，PICC导管的材质有硅胶类和聚氨酯类。硅胶导管组织相容性好、柔软、光滑，抗菌能力较强，但不能耐受高压，不应用于推注造影剂。聚氨酯类导管联合银-碳-金涂层导管，能够持续释放银离子，可以明显降低细菌在导管壁定植。强化聚氨酯材质的PICC导管可注射造影剂，适合需要反复做影像学检查的患者，该类导管通常有耐高压注射标识。

PICC导管分前端开口式和三向瓣膜式导管。三向瓣膜导管能降低空气栓塞、血液返流的风险，有研究显示带有瓣膜的PICC导管较无瓣膜的PICC导管在相同观察时间内堵管发生率更低，适合凝血功能差的患者接受输液治疗，但价格较昂贵。

（四）输液港（implantable venous access port）

植入式静脉输液港又称植入式中央静脉导管系统，是一种可植入皮下长期留置在体内的静脉输液装置，主要是由注射座和静脉导管组成，可用于输注各种药物、补充液体营养、支持治疗输血、血样采集等。经锁骨下静脉穿刺置管后把导管送入上腔静脉，导管的另一端和穿刺座相连埋置胸壁皮下组织中，并缝合固定，患者体表可触摸到圆形穿刺座。需要输液时将无损伤针头经皮肤垂直刺入注射座即可。可避免反复穿刺带来的痛苦，同时将各种药物直接输送中心静脉，迅速稀释药物，防止刺激性药物对外周静脉的损伤，可为患者提供长期性静脉血管通道。其安全性、感染发生率及患者对输液装置的接受程度明显优于PICC。

《规范》中指出，输液港可用于任何性质的药物输注，不应使用高压注射泵注射造影剂（耐高压导管除外）。输液港能使患者避免因更换输液管道产生的痛苦，维护间隔时间长，在治疗间隙期应至少每4周维护一次，护理简单，对患者日常生活不

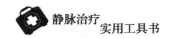

产生影响。输液港的植入应由经专门培训的医生完成,置管后护理应由具有资质的医务人员进行。

静脉治疗不是一项简单的操作,护理人员应将程序化的管理理念应用到静脉治疗的整个过程。执行者正确、全面的评估是实施安全输液至关重要的一步,在满足治疗需要的情况下,护理人员应综合考虑患者年龄、静脉局部条件、输液治疗目的和类型、治疗时间及患者日常生活需求,合理地选择穿刺工具,减少对患者的伤害,降低静脉输液治疗风险。

二、静脉穿刺方法介绍

(一)锁骨下静脉穿刺置管术

1992年锁骨下静脉穿刺技术应用于全肠外营养治疗(total parenteral nutrition,TPN),锁骨下静脉管径粗、血流量大,注入高渗、高浓度液体时对血管的刺激性小。锁骨下静脉穿刺置管术用于抢救危重患者,能够有效降低危重患者的死亡率,同时锁骨下静脉置管还可用于监测中心静脉压,但由于锁骨下静脉靠近胸膜,穿刺不慎易造成气胸、空气栓塞等并发症。

(二)颈内静脉穿刺置管术

颈内静脉是颈部最粗大的静脉干,与头臂静脉、上腔静脉几乎呈一条直线。该技术置管成功率高,但由于颈内静脉位置较深,不易触摸,故置管时定位困难,对穿刺技术要求高,目前使用血管超声引导下置管成功率达100%。

(三)颈外静脉穿刺置管术

1964年Hentschel对患有严重外科疾病者经颈外静脉进行腔静脉置管,初步了解了颈外静脉优劣势所在。颈外静脉是颈部最大的静脉,具有管径粗、显露明显、易触摸等特点。1994年Deslaugiers研究发现,颈外静脉有3个终止方向:锁骨下静脉、静脉角、颈内静脉。2011年美国INS将颈外静脉正式纳入PICC置管部位范畴,但该静脉与锁骨上静脉汇合角度小,易发生导管异位。

(四)股静脉穿刺置管术

股静脉管径粗、位置浅、易触摸,穿刺方法易掌握,方便固定,但是穿刺部位距会阴部位较近,易发生感染,不作为临床首选穿刺部位。

(五)PICC置管术

经外周静脉置入中心静脉置管(peripherally inserted central catheter,PICC)具有

穿刺时危险性小、输注药物对静脉刺激轻、病人活动基本不受限制、留置时间长（最长1年）等优点，特别适合肿瘤患者输注化疗药物、血管活性药物、肠外营养以及需要长期静脉输液的患者。

第二节　静脉血管解剖结构

一、血管分类

血管是指血液流过的一系列管道，按构造功能不同可分为动脉、静脉和毛细血管三种。

（一）动脉

动脉（artery）起自心室，是运送血液离心的血管，管壁较厚，管腔呈圆形，具有一定的弹性，可随心脏的舒缩而搏动。动脉在行程中不断分支为大、中、小动脉和微动脉，口径渐细，管壁渐薄，小动脉最后移行为大量的毛细血管，具有一定的舒缩性和弹性。

（二）静脉

静脉（vein）是运送血液回心的血管，起始于毛细血管，止于心房。静脉的数量比动脉多，管径较粗，管腔较大，与伴行的动脉相比，静脉管壁薄而柔软，弹性也小。静脉血流缓慢，血容量大，是临床静脉输液和插入导管的常用血管。静脉的属支多，在回心过程中不断接受属支、逐级汇合，由细变粗，汇合成小、中、大静脉，最后注入心房。静脉腔在外界压力下容易改变，常用于临床上鉴别动静脉。

（三）毛细血管

毛细血管（capillary）是连于微动脉和微静脉之间呈网状的微细血管，管径较小，平均为6～8μm，管壁主要由内皮细胞和基膜组成，呈网状，是连接动、静脉末梢的管道，管壁较薄，有一定通透性，是血液与组织和细胞物质交换的场所。人体内血管为封闭式管道，分布常具有对称性，并与功能相适应，大的血管走向多与身体长轴平行。

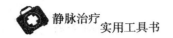

二、静脉分类及特点

全身的静脉分为肺循环静脉和体循环静脉两类。

（一）肺循环静脉

肺静脉（pulmonary vein）每侧两条，分别为左上、左下肺静脉和右上、右下肺静脉。肺静脉起自肺门，向内侧穿过纤维心包，注入左心房后部。肺静脉将含氧量高的血液输送到左心房。左上、下肺静脉分别收集左肺上、下叶的血液，右上肺静脉收集右肺上、中叶的血液，右下肺静脉收集右肺下叶的血液。

（二）体循环静脉

体循环的静脉可分为浅、深静脉。浅静脉又称皮下静脉，位于皮下浅筋膜内，常在皮下吻合成网，无动脉伴行，最终汇入深静脉。临床上常用于经浅静脉注射、抽血、输血及浅静脉置管等。深静脉又称伴行静脉，位于深筋膜深面。深静脉常与动脉伴行，与中、小型动脉伴行的静脉常为两条，位于动脉的两侧。体循环的静脉包括上腔静脉系、下腔静脉系和心静脉系。其中，上腔静脉系由上腔静脉及其属支构成，主要收集头颈部、上肢和胸部（心和肺除外）等上半身的静脉血；下腔静脉系由下腔静脉及其属支构成，主要收集下半身的静脉血。

三、血管壁结构

与动脉相比，静脉的管壁较薄，肌细胞及弹性纤维较少，但富含胶原纤维，对维持静脉壁强度起重要作用。静脉壁结构异常主要是胶原纤维减少、断裂、扭曲，使静脉壁失去应有强度而扩张。除毛细血管和毛细淋巴管以外，动脉和静脉的结构基本相同，均有三层结构，从管腔面向外依次为内膜、中膜和外膜。静脉内有静脉瓣，静脉瓣可防止血液回流。

（一）血管内膜

内皮细胞覆盖内壁，分泌肝素、前列腺素，起到抗凝作用，也可以分泌相关因子参与凝血机制。将血液及静脉药液与内壁的其他组织隔开，光滑的内膜下层是粗糙的表面。当内膜受到破坏和损伤时，释放炎性介质，血管通透性增加，血液渗出至组织间隙形成局部血肿，可以导致静脉炎性损伤。置管时应当尽量减少对血管内膜的损伤，静脉穿刺时针尖穿过内膜时有突破感，能看到回血。

（二）血管中膜

维持静脉张力随血管内压力增加或降低进行扩张及收缩，血管受伤时发出疼痛信号。反复穿刺血管引起收缩痉挛,更进一步增加穿刺成功的难度,造成送管困难。

(三)血管外膜

全层以结缔组织构成保护层,当穿刺针穿透这一层时,持针者的指端会感到轻微反弹。

(四)静脉瓣膜

静脉瓣(venous valves)形成于静脉内膜皱襞,由两层内皮细胞折叠形成,形似半月状小袋,内有弹力纤维。正常瓣膜为双叶瓣,每一瓣包括瓣叶、游离缘、附着缘和交汇点,游离缘朝向心脏,与静脉壁构成间隙瓣窦。瓣窦部位较非瓣膜附着部位壁薄且膨出,在静脉扩张时如使用压脉带,可使静脉外形如竹节状。在肌肉泵的作用下具有向心单向开放功能,起向心导引血流并阻止逆向血流的作用,是防止血液逆流的重要机构。受重力影响,在静脉回流困难的部位静脉瓣较多,反之,则无瓣膜或瓣膜较少。临床应用于静脉输液或置管时应选择静脉瓣较少的部位。成人应尽量避免经下肢静脉输液,防止血栓或静脉炎的发生。

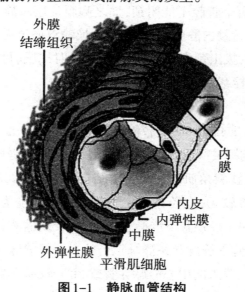

图1-1 静脉血管结构

四、主要静脉的解剖及特点

(一)头颈部主要静脉

头颈部浅静脉主要包括面静脉、颞浅静脉、颈前静脉和颈外静脉;深静脉主要包括颈内静脉和锁骨下静脉等。

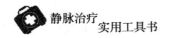

1. 颈外静脉。

颈外静脉(external jugular vein)是颈部最大的浅静脉,由下颌后静脉的后支与耳后静脉、枕静脉在下颌角汇合而成,沿胸锁乳突肌浅面斜行向下,于锁骨中点上方2.5 cm处穿颈部深筋膜注入锁骨下静脉或静脉角。主要收集头皮和面部的静脉血液。该静脉末端虽有一对瓣膜,但不能阻止血流反流。颈外静脉与颈深筋膜结合,当静脉壁受伤破裂时不易塌陷,可致空气栓塞。

颈外静脉是小儿静脉穿刺的常用部位之一。由于颈部皮肤移动性大,不易固定,一般不作为常规静脉穿刺输液的血管。正常人站位或坐位时颈外静脉常不显露,平卧时稍充盈,当上腔静脉回心受阻时,半卧30°～45°可致颈静脉怒张。

2. 颈内静脉。

颈内静脉(internal jugular vein)是最粗大的静脉干,于静脉孔处续于乙状窦,在颈动脉鞘内沿颈内动脉和颈总动脉外侧下行,在胸锁骨关节后方与锁骨下静脉汇合成头臂静脉。位于胸锁乳突肌前缘深面,颈总动脉外侧。与颈总动脉、颈内动脉、颈外动脉和迷走神经等结构位于颈动脉鞘内,并通过此鞘与颈深筋膜中层和肩胛舌骨肌中间腱相连,故其管腔经常处于开放状态,有利于头颈部静脉血的回流。当颈内静脉受损时,由于管腔不能闭锁,加之胸腔负压对静脉血的吸引,就有导致空气栓塞的可能。进行颈内静脉置管输液、更换输液通道时,要注意防止空气进入血管内形成空气栓塞;拔出颈内静脉导管时,要及时按压、封闭局部伤口,避免空气进入血管内形成空气栓塞。

3. 锁骨下静脉。

锁骨下静脉(subclavian vein)是腋静脉的延续,自第一肋骨外缘续于腋静脉,呈轻度向上的弓形,在胸锁关节后方与颈内静脉汇合成头臂静脉。锁骨下静脉与第一肋骨骨膜、锁骨下肌、浅斜角肌的筋膜紧密结合,故损伤后易导致空气栓塞。锁骨下静脉位置固定,管腔较大,直径19 mm,血管内血流速度为1 000～1 500 mL/min,利于静脉穿刺,可应用于经锁骨下静脉置管,进行长期输液、心导管置管检查、中心静脉压测定等。左锁骨下静脉和颈静脉汇合的左头臂静脉行径较右头臂静脉长且位置较水平,经此路径置入的中心静脉导管或PICC较易发生送管困难、导管异位、穿破血管等问题,故中心静脉置管一般选择右侧肢体。

(二)上肢主要静脉

上肢静脉是体循环静脉上腔静脉系属支,可分为上肢浅静脉和上肢深静脉。上肢浅静脉主要包括头静脉、贵要静脉、肘正中静脉及其属支;而上肢深静脉常与动脉伴行,多为对称性两条。上支深静脉主要有肱静脉。

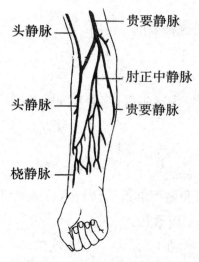

图1-2 上肢主要静脉

1. 贵要静脉。

PICC的首选静脉,90%的PICC放置于此。该静脉直、粗,静脉瓣较少。当手臂与躯干垂直时,为最直接的途径,经腋静脉、锁骨下静脉、无名静脉,达上腔静脉。

2. 肘正中静脉。

PICC的次选静脉。粗、直,但个体差异较大,静脉瓣较多,血管分支多,易汇入小血管及腋下小血管。最理想的汇合:肘正中静脉汇入贵要静脉,形成最直接的途径,经腋静脉、锁骨下静脉、无名静脉,达上腔静脉。

3. 头静脉。

PICC的第三选择静脉。前粗后细,且高低起伏,在锁骨下方汇入锁骨下静脉。

4. 肱静脉。

肱静脉有两条,分为内侧支和外侧支,沿肱静脉的内、外侧上行,在肩胛下肌下缘与外侧支汇合并移行为腋动脉。在肱二头肌内侧缘中点,贵要静脉汇入内侧支。该静脉位置较深且固定,粗、直,但肉眼看不见,在血管彩超引导下可见,为血管彩超引导下穿刺置管常用的血管。

5. 手背静脉网。

是由浅筋膜内丰富的浅静脉网状交织而成。手背静脉网的桡侧与拇指静脉汇合形成头静脉,尺侧与小指静脉交汇形成贵要静脉。临床上广泛应用于临时静脉输液、采血等。该静脉较浅表,静脉穿刺经手部活动时易造成针尖脱出或穿过血管,在经该血管静脉输液时应注意观察。

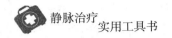

五、穿刺部位及血管选择原则

（一）PVC 穿刺

1. 宜选择上肢静脉作为穿刺部位,避开静脉瓣、关节部位以及有瘢痕、炎症、硬结等静脉。

2. 成年人不宜选择下肢静脉穿刺。

3. 小儿不宜首选头皮静脉。

4. 接受乳房根治术和腋下淋巴结清扫术后的患者应选健侧肢体穿刺,有血栓史和血管手术史的静脉不应置管。

5. 瘫痪侧肢体不宜穿刺。

（二）PICC 穿刺

1. 接受乳房根治术或腋下淋巴清扫的术侧肢体、锁骨下淋巴结肿大或者肿块侧、安装起搏器侧不宜同侧置管。

2. 宜选择肘部或上臂静脉作为穿刺部位,避开肘窝、感染及有损伤的部位;新生儿还可选择下肢静脉、头部静脉和颈部静脉作为穿刺部位。

3. 有血栓史、血管手术史的静脉不应置管;放疗部位不宜置管。

4. 瘫痪侧肢体不宜置管。

5. 盲穿时位置偏下,血管偏细,易引起静脉炎;B超引导时如果位置过上会引起淋巴系统和神经系统的损伤。

（三）中心静脉导管（CVC）

1. CVC 置入静脉选择,常常选用锁骨下静脉和颈内静脉。

2. 体位选择穿刺时取去枕平卧位,头偏向对侧。

3. 严重肺部疾病、心脏衰竭、呼吸衰竭不能平卧的患者,极度消瘦和肥胖的患者不易定位。

4. 严重的胸廓起伏使穿刺风险增大,静息状态最适宜。

（四）植入式输液港（PORT）

1. 置入静脉的选择,常常选用锁骨下静脉和颈内静脉。

2. 经皮穿刺导管植入锁骨中点外 1/3 处进入锁骨下静脉,然后进入胸腔内血管。

六、PICC及其发展

1929年德国外科医师Forssmann从自己前臂肘窝置入4F的输尿管到上腔静脉,成为历史上第一个使用PICC的人。20世纪70年代,PICC以良好的材质重新被引进临床。80年代,PICC在国外应用于新生儿重症监护病房和需要长期输液治疗患者当中。PICC在1997年被美国BD公司引进中国,近十年在肿瘤化疗刺激性药物输注、静脉营养治疗、长期静脉输液患者中得到广泛临床应用。

1. 使用PICC的优点。

(1)减少了频繁静脉穿刺给患者带来的痛苦。

(2)留置时间可达1年,能为患者提供中长期静脉输液治疗,满足肿瘤患者化疗疗程的需求。

(3)导管不易脱出,稳定性好,液体流速不受患者体位影响,活动不受影响。

(4)避免刺激性药物对血管的损伤,保护外周静脉。

(5)杜绝和避免了化疗药物的外渗和刺激,控制医疗风险和医疗事故的发生。

(6)PICC置管比中心静脉导管置管危险性低,避免了颈部和胸部穿刺引起的严重并发症、气胸、血胸。

(7)感染的发生率较CVC低,小于3%。

2. 我国PICC技术发展日新月异,产品不断更新,护士在输液治疗护理领域的实践不断拓展。

(1)输液护士已从被动的执行穿刺者成为主动干预者,并自主运用评判型思维及基于标准化实践,为患者提供高质量、高效率的输液护理。

(2)为促进患者安全,现已规定护士进行PICC置管后阅读胸片X线片,由护士读片可以保证及时用药和识别穿刺相关并发症。

(3)PICC护士协助医师进行CVC、PORT和隧道式导管的穿刺。21世纪初期,PICC护士开展B超引导下应用改良塞丁格置管技术,将穿刺点移到上臂,降低机械性静脉炎等并发症的发生。

3. 从国内外静脉输液的进展分析,需加快引进国外输液护理先进理念和技能的步伐。

(1)根据我国实际情况,制定符合现有医疗制度和水平的静脉输液护理时间标准和规范,并定期更新内容,以作为质量控制和教学培训的指导性文件,卫生行政管理部门需开展输液治疗专科护士的培训和资格认证。

(2)应建立输液专科护士培训基地,组织编写PICC专用教材,完善更新现有基础护理教科书中有关静脉输液护理内容。

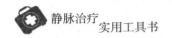

（3）改变在校教育与临床发展脱节现象，实现PICC操作维护标准化、管理规范化，使我国的输液护理持续改善，向专业化、专科化发展，并与国际接轨，强化输液技术这一极具价值的护理资源，提高护理专业技术水平，培养高素质的护理人员。

第三节　主动静脉治疗与被动静脉治疗

一、主动静脉治疗

主动静脉治疗是根据治疗的相关因素、置入的材料类型、病人等因素而选择合适的血管通路，它是一种主动工作模式，也是一种决策依赖型解决方案，此"决策模式"是建立在输液护士全面掌握静脉治疗器材、治疗药物及患者诊断的基础上，在患者入院后的24～48 h内主动完成相应的护理评估程序，放置、使用适宜的输液器材，并在适当的情况下，对患者进行健康教育，在治疗中不会因为输液通道的问题受到中断，一针完成所有治疗。

二、被动静脉治疗

被动静脉治疗指不做任何血管通路的评估，无论病因如何、诊断结果如何、静脉条件如何均使用外周通道器材（钢针、留置针），是一种被动工作模式，也是一种机械工作方法。

三、主动静脉治疗与被动静脉治疗的区别

下面通过表1-1和图1-3来说明主动和被动静脉治疗的区别：

表1-1　主动静脉治疗与被动静脉治疗的区别

	主动静脉治疗	被动静脉治疗
治疗过程	·患者入院接受治疗 ·全面具体评估 ·输液药物类型 ·疾病诊断 ·疗程 ·血管情况 ·病史及患者相关因素 ·输液治疗条件 ·根据如上参数选择血管通道器材 ·评估结果是留置PICC或CVC导管	·患者由于某疾病(如结肠癌)入院接受某药物治疗 ·没有考虑输液器材选择问题 ·输液通道的选择从外周静脉输液工具开始
治疗后果		·外周穿刺引起静脉炎、渗漏、漏液,造成局部破溃坏死 ·患者抱怨输液疼痛(24~48 h常见) ·需要重新选择外周静脉输液工具,外周穿刺点处再次发生静脉炎、渗漏、漏液等
结局	·静脉治疗结束,PICC/CVC导管撤出 ·患者全部治疗过程只使用一套血管通道器材,血管没有受到多次穿刺,没有发生并发症 ·医院给患者使用的是性价比最好的通道器材,给患者和医院都节省了成本 ·护士不会因为静脉输液导致针刺伤的发生	·反复穿刺后,无可使用的外周静脉,需要置入中心静脉导管进行输液 ·患者承受了多次穿刺的痛苦,并发生并发症 ·由于多次外周穿刺,医院消耗了医疗资源(材料、劳动力和成本等),患者增加了经济成本 ·护士使用外周静脉输液工具可能发生针刺伤

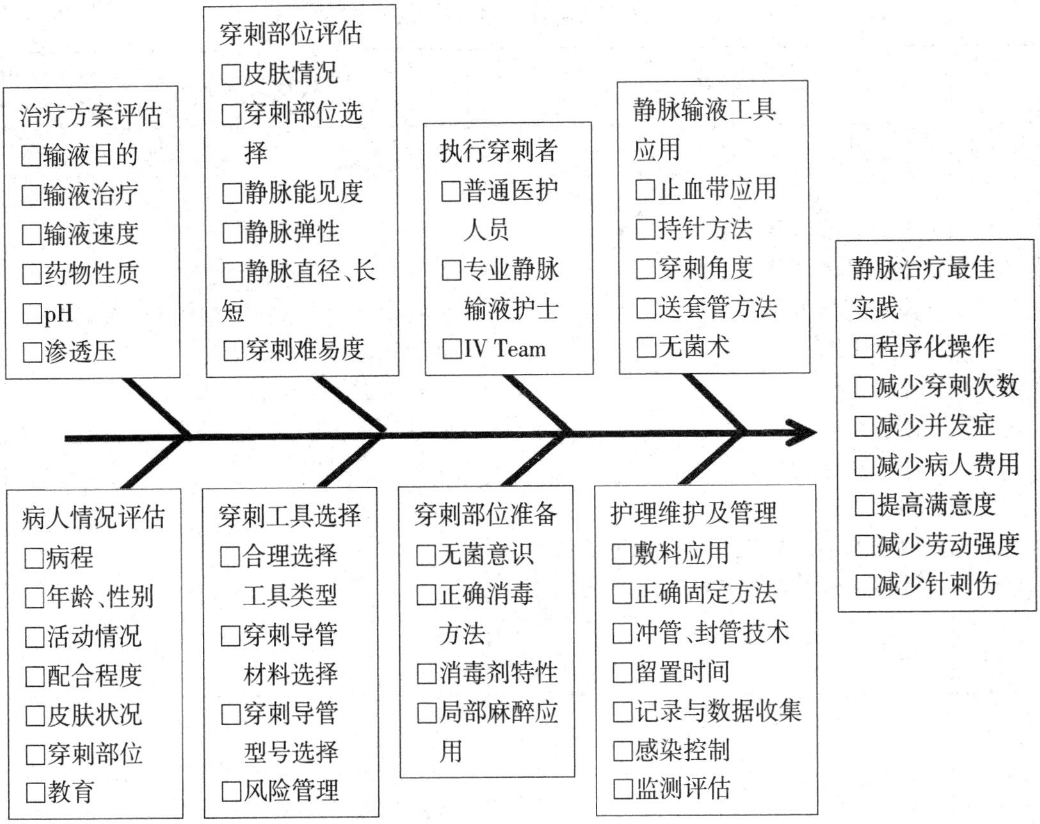

治疗方案评估
□输液目的
□输液治疗
□输液速度
□药物性质
□pH
□渗透压

穿刺部位评估
□皮肤情况
□穿刺部位选择
□静脉能见度
□静脉弹性
□静脉直径、长短
□穿刺难易度

执行穿刺者
□普通医护人员
□专业静脉输液护士
□IV Team

静脉输液工具应用
□止血带应用
□持针方法
□穿刺角度
□送套管方法
□无菌术

静脉治疗最佳实践
□程序化操作
□减少穿刺次数
□减少并发症
□减少病人费用
□提高满意度
□减少劳动强度
□减少针刺伤

病人情况评估
□病程
□年龄、性别
□活动情况
□配合程度
□皮肤状况
□穿刺部位
□教育

穿刺工具选择
□合理选择工具类型
□穿刺导管材料选择
□穿刺导管型号选择
□风险管理

穿刺部位准备
□无菌意识
□正确消毒方法
□消毒剂特性
□局部麻醉应用

护理维护及管理
□敷料应用
□正确固定方法
□冲管、封管技术
□留置时间
□记录与数据收集
□感染控制
□监测评估

图1-3　输液治疗程序化鱼骨图

第二章
药物理化性质对静脉的影响

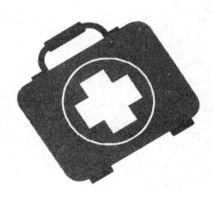

一、药物pH值与血管损伤

血液的pH值为7.35～7.45,pH值小于7.0为酸性,pH值小于4.1为强酸性,在无充分血流稀释的情况下刺激血管内膜引起静脉炎;pH值大于8.0为碱性,药物理化对静脉的影响可以使血管内膜粗糙,血栓形成可能性增大;pH值大于9.0为强碱性,药物理化对静脉的影响可以使血管通透性增大,造成渗漏;液体的pH值在6～8时对静脉影响较小,pH值超过此范围的药物均可能损伤静脉内膜上皮细胞,引起化学性静脉炎。

二、药物的渗透压与血管损伤

药物随着配置溶液的种类不同,出现不同的渗透压值及pH值:

正常血浆渗透压为280～310 mOsm/L,285 mOsm/L是等渗标准线。

渗透压的危险程度:

高度危险:渗透压大于600 mOsm/L。

中度危险:渗透压介于400～600 mOsm/L。

低度危险:渗透压小于400 mOsm/L。

渗透压大于600 mOsm/L的药物可在24 h内造成化学性静脉炎。配置溶液的种类不同,出现渗透压的值也不同。出现渗出与外渗的危险因素主要包括以下五类:物理因素、生理因素、药理因素、疾病因素、年龄因素。

表2-1　临床常用药物的渗透压及pH值

药物名称	稀释药物	酸碱度(pH值)	渗透压	危险度
5%葡萄糖		3.2～6.5	250	低度危险
葡萄糖氯化钠		3.5～5.5		
注射液				
10%葡萄糖		3.2～6.5	500	中度危险
50%葡萄糖		3.2～6.5	2 526	高度危险
氯化钠注射液		4.5～7.0	260～320	
3%氯化钠			1 030	高度危险
10%氯化钾		5.0	2 666	高度危险
5%碳酸氢钠		7.5～8.5	1 190	高度危险

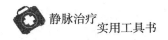

续表

药物名称	稀释药物	酸碱度（pH值）	渗透压	危险度
葡萄糖酸钙		4.0～7.5		中度危险
氯化钙注射液		4.5～6.5		
复方氯化钠注射液		4.5～7.5		
复方乳酸钠葡萄糖注射液		3.6～6.5		
乳酸钠林格注射液		6.0～7.5	240～270	
乳酸钠注射液		6.0～7.5	1.86%时为等渗	
氨基酸			500	处方组成不同，pH和渗透压不同
20%脂肪酸		8.0	350	低度危险
TPN			1 400	高度危险
静脉营养液		5.3～6.3	1 100～1 400	高度危险
20%甘露醇		5.0～7.0	1 098	高度危险
灭菌注射用水		5.0～7.0		
右旋糖酐	NS@50 mg/mL	5.2～6.5	2 000	高度危险
5-FU		9.2	650	高度危险
顺铂		3.5～6	300	中度危险
长春新碱		3.5～5.5	610	高度危险
环磷酰胺			352	低度危险
多柔比星（阿霉素）		4.0～5.5	280	中度危险
表柔比星		2.4～3.6		高度危险
柔红霉素	NS100 mL	4.5～6.5	300	低度危险
紫杉醇		4.4～6.5		中度危险
丝裂霉素		6.0～8.0		低度危险
阿昔洛韦	NS@5 mg/mL	10.5～11.6	316	高度危险
更昔洛韦	NS100 mL	11	320	高度危险

续表

药物名称	稀释药物	酸碱度（pH值）	渗透压	危险度
头孢呋辛	D5W50 mL	5.2～5.8	270～330	低度危险
头孢唑肟钠	D5W50 mL	6.7～8.0	270～330	低度危险
头孢他啶	SWI10 mL	5.5～8	240	低度危险
氨苄西林	NS100 mL	10.0	328～372	中度危险
环丙沙星	D5W@100 mL	10.0	285	中度危险
加替沙星	D5W@10 mg/mL	3.5～5.5		中度危险
左旋氧氟沙星	D4W50～100 mL	3.8～5.8	250	中度危险
美洛沙星	NS@5 mg/mL	7.3～8.3		低度危险
琥乙红霉素	NS100～200 mL	7(6.5～7.7)	291	低度危险
甲氧西林	SW100 mL	7(6～8.5)	510	中度危险
新霉素Ⅲ	NS100 mL	6～8.5	361～398	低度危险
青霉素GK	D5W50 mL	6.8～7.2	267	低度危险
苯唑西林	SWI10 mL	6～8.5	398	低度危险
妥布霉素		3.0		中度危险
万古霉素		2.5～4.5		中度危险
甲硝唑注射液		4.5～7.0		低度危险
去甲肾上腺素		2.5～4.5		中度危险
盐酸多巴酚酊	NS@4 mg/mL	2.5	280	中度危险
多巴胺	D5W	2.5～4.5	277	中度危险
多西环素		1.8		高度危险
呋塞米		8.5～9.5		中度危险
胺碘酮		2.5～4.0	700～800	高度危险
碘海醇注射液		6.5～7.8	700～800	高度危险
苯妥英钠	NS@5 mg/mL	12	312	高度危险
吗啡	NS 10 mg/mL	2.0～6.0	295	中度危险
异烟肼	NS 3.3 mg/mL	3.5～5.5		中度危险

续表

药物名称	稀释药物	酸碱度(pH值)	渗透压	危险度
氨茶碱	NS@5 mg/mL	4.7～7.3	349	低度危险
格拉司琼	SW@1 mg		290	低度危险
异丙嗪		4.0		中度危险
硝酸甘油		3.0～6.5		中度危险
七叶皂苷钠		4.6		中度危险

备注：

1. D5W 表示"用 5%GS 稀释"；D10W 表示"用 10%GS 稀释"；SW 表示"用盐水、糖水稀释"；@表示"使用"；SWI 表示使用"糖水、盐水、注射用水稀释"。

2. 以上 pH 值均为药物或溶媒在未混合前的自身 pH 值。

三、其他因素与血管损伤

（一）药物刺激性

药物刺激性是指药物对局部血管和全身产生的刺激性,最明显的表现是直接输入高渗性药物,因其高浓度药物输注对局部组织有较强的刺激,超过了血管缓冲应激的能力,或在血管受损处堆积,使毛细血管通透性增加,导致局部 pH 值、代谢及渗透压改变,细胞溶解,化学介质释放。输注速度越快,对静脉血管壁产生的刺激性越大。

（二）化疗药物对组织的损伤

1. 抗肿瘤药物分类。

一般分为烷化剂、抗代谢药、抗生素、植物类药、激素和其他（包括铂类、门冬酰胺酶、靶向治疗剂等）六大类。

（1）烷化剂。烷化剂的细胞毒性作用主要通过直接与 DNA 分子内鸟嘌呤的 n-7 位和腺嘌呤的 n-3 位形成联结,或在 DNA 和蛋白质之间形成交联,这些均影响 DNA 的修复和转录,导致细胞结构破坏而死亡。烷化剂主要包括氮芥类的氮芥、环磷酰胺等。

（2）抗代谢药。抗代谢药的化学结构与体内某些代谢物相似,以此来干扰核酸、蛋白质的生物合成和利用,导致肿瘤细胞的死亡。主要药物有甲氨蝶呤、氟尿嘧啶等。其衍生物很多,包括替加氟、复方替加氟等。

（3）抗肿瘤抗生素类药。蒽环类是此类药物中的一大类药,包括多柔比星、表柔比星、米托蒽醌等。抗肿瘤抗生素的作用机制呈多样化,蒽环类抗生素与放线菌素D的作用机制相似,与DNA结合后,发生嵌入作用而抑制依赖于DNA的RNA合成。

(4)抗肿瘤的植物类药物。多数药物作用于M期,阻止有丝分裂,使有丝分裂停止,导致癌细胞死亡。主要药物有长春新碱、长春碱、长春地辛、长春瑞滨等(此类药物刺激性大,外周输注时的静脉炎高达86%,外渗几率高,适宜选择深静脉置管)。

(5)铂类。铂类抗肿瘤药物的作用机理主要是与DNA双链形成交叉联结,呈现其细胞毒作用。主要包括顺铂、卡铂、奥沙利铂等。

(6)其他。丙卡巴嗪通过形成活性甲基与DNA起烷化作用,门冬酰胺酶使肿瘤细胞缺乏合成蛋白质必需的门冬酰胺,从而使蛋白质的合成受阻。

2. 抗肿瘤药物引起局部的不良反应。

我们从以上抗肿瘤药物的作用原理可以看到抗肿瘤药物的不良反应及对组织的破坏性很大,抗肿瘤药物局部的不良反应主要表现如下:

(1)肿胀、烧灼感。输液过程中穿刺静脉周围表现出肿胀及急性烧灼样痛。

(2)药物外渗。由于药物刺激,局部血管渗透压的改变,导致外渗液体在注射部位聚集形成硬结,严重者可出现疱疹及水疱,随后出现溃疡和大斑块或两者皆有,斑块或溃疡下方常可见广泛组织坏死。

(3)溃疡形成。溃疡、斑块形成部位最终出现坚硬的黑色焦痂,焦痂外周的红斑肿胀持续数周。

(4)药物浸润皮下组织。皮下组织受累,可出现关节僵硬,活动受限,神经病变及受累部位灼痛。

(5)"静脉怒张"反应。这一反应的特征是沿前臂静脉通路方向的绵绒状皮疹,局部可出现红斑、水肿、硬结、瘙痒、浅表的疱疹和水泡。

(6)栓塞性静脉炎。注入化疗药物所用的静脉部位疼痛,皮肤发红,沿静脉走向皮肤色素沉着,脉管呈条索状变硬和导管静脉栓塞。

(7)延迟的局部反应。常见于应用丝裂霉素化疗的患者,在日晒后出现皮肤毒性反应、回忆反应,见于应用多柔比星、丝裂霉素的患者,比如一侧手臂输药后,当从对侧手臂再次给药时可在上一次化疗给药部位出现局部损伤。

局部皮肤毒性反应占抗肿瘤药物所致各种反应的2%~5%,是肿瘤化疗中严重的并发症之一。许多抗癌药物在静脉注射时,由于各种原因渗漏到注射部位周围的皮下组织,会引起严重的局部毒性反应。据统计,化疗药物在静脉给药过程中意外渗漏的发生率为0.1%~6%,实际的发生率可能更高。

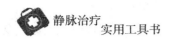

当刺激性强的化疗药物外漏或渗出至皮下时,有时为剧烈的烧灼样疼痛,严重者可出现皮肤及皮下组织坏死,形成经久难愈的溃疡。

3. 根据化疗药物外渗后对组织的损伤程度,可以将化疗药物分为三大类:

(1)发疱药。外渗后能造成机体组织结构破坏、疼痛、组织坏死、永久性溃烂、感染以及皮下剥脱的药物:长春类药物、瑞滨、新碱、阿霉素、柔红霉素。

(2)刺激药。外渗后可以引起灼伤或轻度炎症而无坏死的药物:氟尿嘧啶、环磷酰胺、依托泊苷、紫杉醇、奥沙利铂、顺铂。

(3)非刺激药。外渗后不会造成组织炎症和坏死的药物:甲氨蝶呤、阿糖胞苷、平阳霉素。化疗药物造成组织损伤的发生机制尚不十分清楚,一般认为是通过与正常组织细胞的核酸结合或不结合这两种方式产生损害。结合性方式:指药物与组织细胞核糖核酸相结合,这不仅会立即引起损伤而且会寄宿在组织内,有时达5个月之久,与细胞内的DNA结合,在相当长的时间内不断损伤局部组织,产生局部组织坏死性损伤。

(三)微粒的影响

输液性静脉炎与药物中的微粒有关。人体的毛细血管直径为7~12 μm,当微粒直径大于毛细血管直径时,可将毛细血管堵塞,引起组织肉芽肿、静脉炎、过敏反应、致热源反应、血栓或者肿瘤样反应。

1. 微粒的种类。

粘土微粒:吸附能力强,可吸附重金属,并能运载及释放有害物质。

尘埃微粒:烟尘、粉尘等。

有机微粒:病毒、细菌、真菌孢子、碎屑。

其他微粒:塑料微粒、橡胶微粒、滑石粉微粒、棉纤维、玻璃屑。

2. 微粒的来源。

(1)药液中微粒污染物的来源。①药液生产过程中微粒污染:在整个药液的生产过程中,其每一生产环节和因素都可能产生微粒污染。②输液和注射器具可引入微粒污染:聚氯乙烯塑料袋每袋(500 mL)约含有150万个微粒,带胶塞的玻璃瓶每瓶含有10~40万个微粒。

(2)在临床准备、操作时产生微粒污染。①切割安瓿:方式和步骤不当会产生大量细小的玻璃屑,每一支安瓿可产生近万个微粒,这些微粒一经进入人体,将无法消除。②注射针穿刺胶塞:穿刺胶塞3次后与穿刺前比较,2 μm的微粒平均增加5~7倍,5~10 μm的微粒增加20~27倍,穿刺的次数越多,产生的微粒越多;输液中添加药物后,肉眼可见异物污染率大大增加,高达67.24%。加入粉针剂比加入注射液针剂的微粒更多,且 50 μm 以上的微粒也显著增加。③抽入注射器的空气污染药液,空气中的二氧化碳可使药液中的钙盐产生碳酸钙结晶形成微粒。④输液、配液时的环境会对药液产生污染,如病房空气的尘埃、纤维、细菌和真菌等均易形成污染条件。⑤操作人员违反无菌操作规程。

(3)添加药物产生的微粒污染。一次添加的药物品种越多,产生的微粒越多。添加药物的顺序不同,产生的微粒数不同,添加中草药剂也会产生大量微粒。

(4)放置时间和存储条件对药液的影响。药品放置的时间越长,产生的微粒就越多。

3. 输液微粒的危害。

微粒的存在导致输液的污染病,往往被误认为输液反应。微粒大于微血管径时形成微循环障碍。远期来看,不溶性微粒在脑、肺、肾、肝、眼等处的小血管内引起堵塞,造成不同程度组织坏死和损伤。微粒形成的静脉血栓影响人们的微循环,使心脑血管病的发病率升高和年轻化。

4. 微粒对人体的危害。

微粒对人体的危害是多方面的,并不是暂时性存在,而是会对机体产生长期的、潜在的危害,甚至危及生命。

(1)血管栓塞。引起局部堵塞和供血不足,组织缺氧而产生水肿和炎症。

(2)血栓形成和静脉炎。最小毛细血管直径6~8 μm,引起血管内壁损伤,血小板粘着。

(3)肉芽肿形成。侵入肺、脑、肾等组织,导致循环障碍、致癌、引起热原样反应。《中华人民共和国药典》(1996版)规定:每mL输液中10 μm的微粒不超过20粒,25 μm的微粒不超过2粒。

5. 输液微粒的预防。

(1)控制药液生产环节,保持洁净的生产环境,采用净化水源,控制原材料的净化质量,加强生产管理规范。

(2)正确切割玻璃安瓿,正确抽吸药液;临床配液最好使用一次性针头,避免加药时使用粗针头及多次穿刺瓶塞。

(3)严格控制加药种类,注意配伍禁忌;配制粉剂充分振荡,完全溶解后方可加入液体中。

(4)普通终端过滤输液器:可滤过最小微粒直径20 μm,滤过率约80%;精密终端过滤输液器:可滤过最小微粒直径3 μm,滤过率约95%。

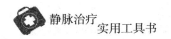

（四）滴速的影响

药品输注时间和速度也不能忽视。静脉用药滴速过快，或用药时间间隔不足，致使局部血管内药物浓度过高，超过其缓冲应激的能力，或在血管受损处堆积，均可使内膜受刺激，从而导致静脉炎的发生。如10%氯化钠溶液，一般情况下输注时钾浓度不超过0.75 g/h，静脉滴注浓度较高，滴速较快或者静脉较细时，易刺激静脉内膜引起疼痛，甚至静脉炎。如病情危急，补钾浓度和速度可超过上述规定，但需严密动态观察血钾及心电图等，防止高钾血症。也可采取深静脉置管输入较高浓度的氯化钾溶液，以减少对外周血管的刺激和损害。

四、静脉输液常用血管的粗细和血液流速

表2-2　血管的长度和直径

静脉	长度（cm）	直径（mm）
上腔静脉	7	20
右无名静脉	2.5	19
锁骨下静脉	6	19
腋静脉	13	16
贵要静脉	24	10
头静脉	38	6

表2-3　主要血管的直径和流速

主要血管	直径（mm）	流速（mL/min）
手掌部静脉	2～5	10
前臂下部头静脉及贵要静脉		20～40
上肢头静脉	6	40～90
上肢贵要静脉	8～10	90～150
腋静脉	16	150～350
锁骨下静脉	19	350～800
无名静脉	19	800～1 500
上腔静脉	20	2 000～2 500

如果从外周小静脉输注pH过高或过低的药物、渗透压过高的药物、发泡性及刺激性药物,因血液流速较慢,血液不能及时稀释这些药物,致使药物停留在周围血管内较长时间,而造成血管内膜损伤,化学性静脉炎发生,同时导致静脉硬化、渗透性增强和血栓形成及周围组织损害。

(一)输液治疗应遵循的原则

1. 严格掌握静脉用药的适应证及执行查对制度,对患者进行两种以上的身份识别,询问过敏史。

2. 静脉导管穿刺和维护应遵循无菌技术操作原则,在无菌药物的配制、药物的混合、皮肤消毒、静脉导管的置入和维护等方面严格执行国家卫计委颁发的《静脉治疗护理技术操作规范》。

(1)静脉药物的配制和使用应在洁净的环境中完成。

(2)严格执行WS/T313手卫生规定。

(3)置入PVC时宜使用清洁手套,置入PICC时宜遵守最大无菌屏障原则。

(4)穿刺及维护时应选择合格的皮肤消毒剂。

3. 做好输液前评估。

(1)评估患者的年龄、病情、过敏史、静脉治疗方案、药物性质等,选择合适的输注途径和静脉治疗工具。

(2)评估穿刺部位皮肤情况和静脉条件,在满足治疗需要的情况下,尽量选择较细、较短的导管。

4. 静脉输液过程中应根据药物及病情调节滴速,应定时巡视,观察患者有无输液反应,穿刺部位有无红、肿、热、痛、渗出等表现。在输入刺激性、腐蚀性药物的过程中,应注意观察回血情况,确保导管在静脉内。

5. 静脉导管的维护。

在冲管及封管、敷料的更换、输液(血)器及输液附加装置的使用及更换、导管的拔除等方面严格执行《静脉治疗护理技术操作规范》。

6. 应对患者和照顾者进行静脉输液治疗、导管使用及维护等相关知识的教育。

(二)穿刺工具选择原则

1. 评估穿刺部位皮肤情况和静脉条件,使用能够满足治疗需求的最小和最短型号的导管。

2. 当输注溶液pH值小于5或大于9,或渗透压大于600 mOsm/L,或最终葡萄糖浓度大于10%时考虑使用中心静脉导管。

3. 输注刺激性药物时应选择较粗的外周静脉,避免在手背和手指静脉进行

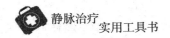

输注。

（1）一次性静脉输液钢针：宜用于短期或单次给药，腐蚀性药物不应使用一次性静脉输液钢针。

（2）外周静脉留置针：宜用于短期静脉输液治疗，不宜用于腐蚀性药物等持续性静脉输注。

（3）PICC：宜用于中长期静脉治疗，可用于任何性质的药物输注，不应用于高压注射泵注射造影剂和血流动力学监测（耐高压导管除外）。

（4）CVC：可用于任何性质的药物输注，血流动力学监测，不应用于高压注射泵注射造影剂（耐高压导管除外）。

（5）PORT：可用于任何性质的药物输注，不应用于高压注射泵注射造影剂（耐高压导管除外。）

第三章
外周静脉通道技术

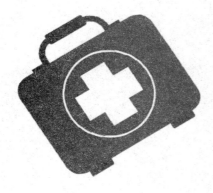

第一节　外周静脉留置针操作技术

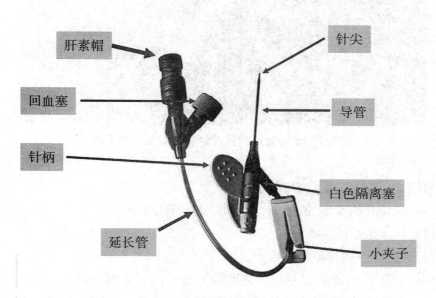

图 3-1　留置针基本组成

表 3-1　静脉留置针参数与适应范围

规格	头皮针	颜色	流速	应用
24 G	5#		19 ~ 25 mL/min	小儿/脆小血管
22 G	7#		33 ~ 36 mL/min	输液
20 G	9#		55 ~ 65 mL/min	输血
18 G	12#		76 ~ 105 mL/min	手术室/急诊

第一步:评估。

通过对患者的治疗方案、患者情况、穿刺部位及输液工具的评估,选择合适的留置针作为最佳穿刺工具。

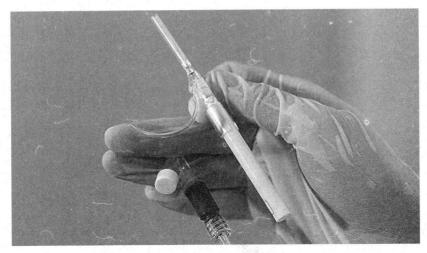

图3-2 选择合适的留置针作为最佳穿刺工具

第二步：准备。

1. 常规准备：洗手、戴口罩、戴手套。

2. 治疗盘物品的准备：消毒剂、治疗巾、止血带等。

3. 留置针及敷贴的准备。

第三步：选择穿刺部位扎止血带。

选择健侧肢体血流丰富、粗直、弹性好的血管进行穿刺。避开关节和静脉瓣。通常选择的静脉有：上肢的贵要静脉、头静脉、肘正中静脉、手背浅静脉。根据2011年INS的最新标准，在满足静脉输液治疗的前提下，尽量选择导管最短、直径最小的留置针。

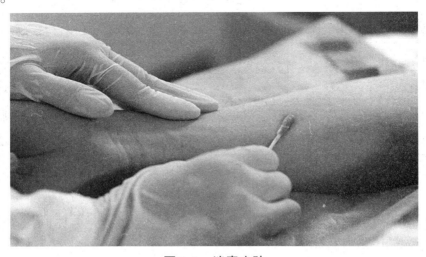

图3-3 消毒皮肤

第四步：消毒。

以穿刺点为中心擦拭，至少消毒两遍或遵循消毒剂使用说明书。消毒面积为

8 cm×8 cm，大于敷贴面积。在待干过程中，取出留置针，与输液器连接，并注意拧紧白色端帽，排气。同时备好敷贴。

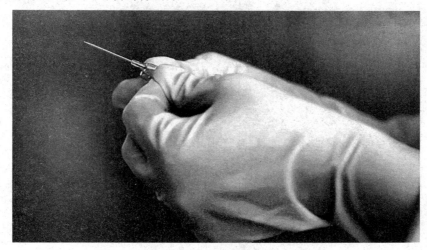

图 3-4　活动针芯

第五步：穿刺。

穿刺前去除护帽，左右180°松动针芯并复位。切忌上下松动针芯，避免钢针刺破导管，排气。左手绷紧皮肤，右手持针在血管上方以15°～30°角刺入血管，缓慢进针。见回血后降低角度（5°～15°）再平行顺静脉走向进针0.2 cm，确保导管在血管中。

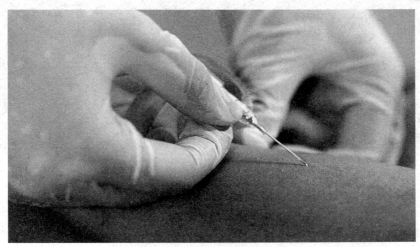

图 3-5　穿刺

第六步：送管。

左手持"Y"型连接口固定，右手后撤针芯约0.5 cm，0.5 cm就是白色针座上缘刚好退出透明三通的下缘。右手绷紧皮肤，将导管送入血管内。松开止血带，嘱患者松拳，打开输液器调节开关。观察穿刺部位无异样、患者无不适感、滴速正常时，退针芯,将钢针弃于锐器收集盒内。

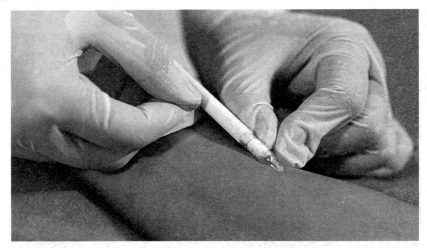

图3-6 送管

第七步:固定。

取出无菌敷贴,以穿刺点为中心,以无张力方式铺开固定,将白色隔离塞完全覆盖。将记录操作日期、时间和操作者姓名的条形胶布加固在隔离塞端口处。延长管呈U型固定,正压装置与血管平行,末端稍高于导管尖端,白色端帽朝外固定。用条形胶布固定输液器于正压装置上方。

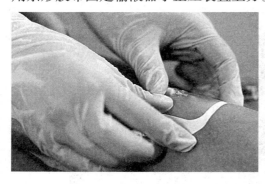
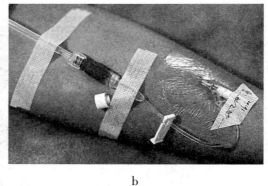

a   b

图3-7 贴膜固定

第八步:冲管。

输液完毕,应进行冲管和封管。须采用"推一下、停一下"的脉冲方式进行冲管。

第九步:封管。

将生理盐水推注余0.5~1 mL时,匀速旋离注射器,完成自动正压封管。然后在靠近导管处单手轻扣小夹子完成二次正压封管。全过程实现双重正压封管效果。

第十步:护理。

留置期间的护理:输液过程中定时查看穿刺部位皮肤与血管情况。再次输液时,应查看留置部位皮肤、血管及穿刺时间,输液前应消毒正压装置,并抽回血确定是否通畅。拔针后的护理:拔针时,用干棉签压迫穿刺点,确定无出血后用无菌敷贴覆盖,以防止拔针后静脉炎。

表3-2　静脉留置针技术考核评分标准

姓名:　　　　　　时间:　　　　　　得分:　　　　　　评委签名:

操作项目	标准分	操作流程	赋分	得分	存在问题
操作前准备	2分	仪表端庄,服装整洁	2		
操作前评估	10分	正确核对患者,向患者解释目的	3		
		询问过敏史(药物、材质、胶贴),了解患者身体情况	2		
		评估患者血管情况,选择适宜的穿刺部位	3		
		询问、了解患者是否需要协助上卫生间	2		
置管过程	60分	双人核对医嘱,洗手,戴口罩	2		
		备齐用物,检查用物有效期	3		
		正确核对药液,检查液体	2		
		开瓶,写开启时间、姓名,粘贴瓶签标识正确,正确配置药液、无污染,连接输液器	4		
		携用物至床旁,合理放置用物,协助患者取舒适卧位	2		
		正确核对患者	3		
		挂液体	1		
		第一次排气正确,无漏液,留置针连接输液器,备贴膜等	4		
		穿刺部位下铺治疗巾,穿刺处上部8~10 cm处系紧止血带,扎止血带时间不宜过长,小于2 min	3		
		消毒2次(直径8 cm×8 cm),一顺一逆,待干	3		
		戴手套	2		
		去针帽,松动针芯,调整针头斜面,再次正确排气,排净留置针内的空气	3		

续表

操作项目	标准分	操作流程	赋分	得分	存在问题
置管过程	60分	嘱患者握拳,绷紧皮肤,以15°~30°角直刺静脉进针(一针见血),进针速度宜慢	5		
		见回血后降低角度5°~15°再进针0.2 cm,保证外套管与针尖均在血管中	3		
		将针芯回退0.2 cm,使针尖退入导管内,固定针芯,再将外套管全部推送入血管中,撤出针芯放入锐器盒,松止血带,松拳,打开输液夹	5		
		以穿刺点为中心,无张力固定无菌贴膜(高举平台),贴膜上注明穿刺日期时间和姓名	3		
		固定留置针方法正确(U型固定、Y型装置末端高于导管尖端Y型管向外)	2		
		手消毒(少消一次扣一分)	3		
		正确调节滴速	2		
		再次核对	2		
		整理床单位,告知患者使用留置针时的注意事项,保持干燥,避免下垂、用力等,将呼叫器放置患者床旁	3		
冲封管	10分	再次核对,评估,断开输液器,消毒接头方法正确、无污染	3		
		预冲注射器释放阻力,连接输液接头方法正确,抽回血判断导管功能	2		
		正确冲管(脉冲式冲管,一推一停)	2		
		正确封管[正压,当封管液剩余0.5~1 mL时,轻推封管液,一体式正压接口先退注射器再夹小夹子,分隔膜式(非正压)接口先夹小夹子再退注射器,尽量靠近穿刺点夹紧小夹子]	3		
拔管	4分	再次核对,评估,撕贴膜方法正确(由下往上,180°去除)	2		
		拔针,按压穿刺点方法正确(三指同时用力平行加压)	2		

续表

操作项目	标准分	操作流程	赋分	得分	存在问题
操作后	4分	整理、处理用物方法正确	2		
		回处置间,垃圾分类处理,洗手,记录	2		
操作评价	10分	操作程序正确、操作熟练、流程合理	5		
		与患者沟通良好	5		

第二节　外周留置针并发症的预防及处理

一、静脉炎

(一)概述

静脉炎(phlebitis)是指静脉血管的炎症,临床表现为疼痛、红斑、水肿、条纹/条索状形成。依据静脉炎发生的机制分为机械性静脉炎、化学性静脉炎、感染性静脉炎、血栓性静脉炎、输注后静脉炎五种类型。静脉炎是临床常见的一种输注治疗并发症,其发生率2.5%～45%。静脉炎的发生会增加患者的痛苦,还可能会延长患者住院天数,增加医疗花费,降低护士的满意度。据统计,护士对静脉炎危险因素的预防及早期评估干预会减少静脉炎的发生。

(二)原因

诱发静脉炎的因素有患者自身因素、导管类型及材质、穿刺者技术及穿刺部位、血管情况、输注频率及输注量、固定不当等。

(三)静脉炎的分类

1. 机械性静脉炎。

机械性静脉炎是由于静脉穿刺或导管摩擦静脉血管内膜所致,主要发生于外周静脉穿刺损伤静脉血管内膜,如短导管/中长导管/PICC导管对静脉血管内膜的摩擦。

2. 化学性静脉炎。

化学性静脉炎是由输注的液体损伤静脉壁内膜上皮细胞所致,常见于外周静脉输注,主要是高浓度、刺激性及腐蚀性药物输入速度过快、时间过长,超过了静脉血管的应激能力,导致静脉血管内皮细胞破坏。

3. 感染性静脉炎。

感染性静脉炎或称细菌性静脉炎,是细菌(外源性或内源性)感染导管留置部位静脉内所致,常见于外周静脉输注,由穿刺点细菌沿导管进入血液或局部造成细菌感染。

4. 血栓性静脉炎。

血栓性静脉炎指静脉腔内急性非化脓性炎症,同时伴有血栓形成,是一种常见的血栓性疾病,主要累及四肢浅静脉和深静脉,常发生于PICC、CVC后,是因导管插入后形成静脉血栓刺激血管壁,启动炎性反应而致。

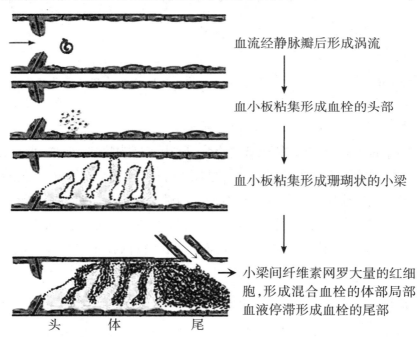

图3-8 血栓静脉炎

5. 输注后静脉炎。

输注后静脉炎指拔出静脉血管通道工具(VAD)后48 h内发生的静脉炎,发生于外周静脉导管。

临床表现:发生静脉炎后常见的临床表现为输液速度减慢,穿刺部位疼痛/压痛、红斑、皮温升高、肿胀、无弹性,伴有或不伴有发热等全身症状。

（四）处理流程

1. 外周静脉短导管引发静脉炎。

（1）停止输液。

（2）拔除外周静脉短导管，评估导管需求，如需要则在对侧肢体更换短管。

（3）确定引起静脉炎潜在原因：机械性、化学性、细菌性、血栓性及拔出后静脉炎。

（4）将静脉炎严重程度及潜在原因告知医师，如有脓性分泌物，取出分泌物进行细菌培养。

（5）遵医嘱给予处理。

2. 处理方法。

（1）热敷：局部热敷 20 min，每日 3～4 次。

（2）治疗性敷料：水胶体敷料覆盖红肿区域，待自然脱落或 2～3 天更换。

（3）土豆片贴敷法：将土豆片削成薄片，贴于静脉炎处。每日可多次更换（以土豆片自行脱落为更换指征）。

（4）中药：如意金黄散外敷与香油混合或水晶丹等，外敷在患处，每日 2 次。

（5）腐蚀性液体建议使用中心静脉通路输入。

（6）化学性静脉炎遵医嘱局部封闭。

（7）观察治疗后静脉炎改善情况，如红斑、水肿及渗出，触诊局部温度和硬结或条索状改善情况。

（8）在患者病历中记录静脉炎症状、程度、原因及处理。

二、渗出与外渗

（一）概述

静脉输液治疗已成为治疗疾病的主要途径，由于药物性质不一，对血管的危害程度也不一。腐蚀性药物一旦渗漏在血管外，将会给患者造成局部皮下组织炎性改变、坏死，甚至功能障碍，尤其是婴幼儿、老年及危重患者。

1. 渗出（infiltration）。
静脉输液过程中，非腐蚀性药物进入静脉管腔以外的周围组织。

2. 外渗（extravasation）。
静脉输液过程中，腐蚀性药物进入静脉管腔以外的周围组织。

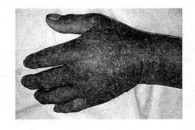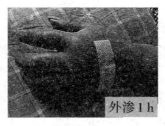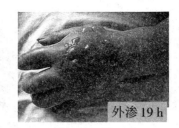

图3-9 外渗

3. 腐蚀性(corrosivity)药物。

主要指临床常用的强酸性、强碱性或具有高渗透压的药物。其外渗到血管外,对皮下组织造成损害,出现皮肤、皮下组织变性、水泡、发黑及组织坏死等。常见的腐蚀性药物有抗肿瘤药物、缩血管药物、造影剂、钙剂等。

pH值:正常血液pH值为7.35~7.45,pH<7.0为酸性;pH>9.0为强碱性。液体的pH值在6~8时对静脉影响最小,pH值超过此范围的药物均可能损伤静脉内膜上皮细胞,引起化学性静脉炎。

渗透压:正常血浆渗透压为280~310 mOsm/L,285 mOsm/L是等渗标准线。

渗透压危险程度:

高度危险:渗透压大于600 mOsm/L。

中度危险:渗透压介于400~600 mOsm/L。

低度危险:渗透压小于400 mOsm/L。

渗透压大于600 mOsm/L的药物可在24 h内造成化学性静脉炎。配制溶液的种类不同,出现渗透压的值也不同,渗出及外渗在静脉输液过程中经常发生,常继发于静脉炎感染,在静脉输液的各个环节应重视并减少此类并发症的发生,尤其需要避免发生大片组织水泡、坏死。

(二)原因

渗出与外渗的危险因素主要包括以下四类:

1. 物理因素。

静脉穿刺及留置导管过程中对静脉壁造成的破坏,或继发于机械性静脉炎。

2. 生理因素。

静脉穿刺及留置导管之前存在病变或之后突发血管急症情况,破坏了静脉壁的完整性,也可继发于血栓性静脉炎及导管相关性感染。

3. 药理因素。

最常见的因素,尤其在外渗及其造成的后续并发症上,药物的性质具有决定性作用。

4. 疾病因素。

在整个外渗发生因素中占8.54%,比如糖尿病、肿瘤患者。

(三)临床表现

液体渗出与外渗后,可能导致局部红肿、酸麻、烧灼感、刺痛、水泡形成、皮肤青紫、变硬、局部皮下组织溃疡、坏死,甚至发生骨筋膜室综合征(指骨筋膜室内的肌肉和神经因急性缺血、缺氧而产生的一系列早期症候群)及反射性交感神经营养不良综合征(是一种以肌肉骨骼、皮肤和血管系统出现各种功能障碍为特征的复杂性局部疼痛综合征),如果处理不当可造成瘢痕挛缩、关节强直甚至功能障碍。根据美国静疗护士协会指南,渗出与外渗表现分级如下:

0级:没有症状。

Ⅰ级:皮肤发白,水肿范围的最大处直径小于2.5 cm,皮肤冰凉,伴有或不伴有疼痛。

Ⅱ级:皮肤发白,水肿范围的最大处直径在2.5～15 cm,皮肤冰凉,伴有或不伴有疼痛。

Ⅲ级:皮肤发白,半透明状,水肿范围的最小处直径大于15 cm,皮肤冰凉,轻到中等程度的疼痛,可能有麻木感。

Ⅳ级:皮肤发白,半透明状,皮肤紧绷,有渗出,可凹形水肿,皮肤变色,有瘀斑、肿胀、水肿范围最小处直径大于15 cm,循环障碍,局部皮肤变形、坏死、黑痂、深部溃疡,肌腱、血管、神经外露或伴感染。

三、急性肺水肿

(一)概述

急性肺水肿是指由于某种原因引起的肺内组织液生成、回流平衡失调,大量液体从非毛细血管急剧渗入肺间质乃至肺泡内,液体渗出速度超过淋巴回流速度及肺间质吸收速度,短时间内使肺循环血量增多,肺毛细血管压力突然升高(≥4.65 kpa)或肺泡-毛细血管屏障损害,肺毛细血管内皮通透性增加,从而影响气体交换而引起的一种临床综合征。急性肺水肿属于急症之一,其预后与抢救是否及时密切相关。

(二)原因

1. 循环负荷过重。

短时间内输入过多液体,输液、输血速度过快,使循环血量急剧增加,心脏负荷

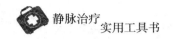

过重引起。因液体过量,改变肺内压力,电解质稀释血浆蛋白使渗透压降低,肺间质水肿,各脏器组织间水肿,致心、肺负荷过重。

2. 心功能不全。

如慢性心衰急性加重,临床多见于急性左心衰。

3. 医源性因素。

如应用非甾体抗炎药、皮质激素、抗肿瘤治疗(化疗)及药物相互作用等。

(三)临床表现

临床表现为起病急骤,病情可迅速发展至危重状态。典型临床表现为烦躁不安,面色苍白,发绀,大汗,皮肤湿冷,极度呼吸困难,端坐呼吸、喘息不止,有窒息感。呼吸频率可达30~50次/分,剧烈频繁咳嗽、咳血痰或粉红色泡沫痰。肺水肿早期血压可能过性升高,如不能及时纠正,血压可持续下降至休克。听诊心率快,两肺布满湿罗音和哮鸣音,心尖部可闻及舒张期奔马律,肺动脉瓣第二心音亢进。

(四)处理流程

1. 患者出现急性肺水肿症状。

应立即停止输液,保留静脉通路,通知医生紧急处理。

2. 体位。

立即采取坐位或端坐位,双腿下垂以减少静脉回心血流,降低心脏负荷。

3. 迅速有效地纠正缺氧。

立即给予6~8 L/min,高流量吸氧,使患者的血氧饱和度(SaO_2)≥95%(伴慢性阻塞性肺病者SaO_2>90%)。氧气应采用酒精湿化瓶湿化,以提高肺泡内氧分压,减小肺泡张力,改善肺泡通气,若为鼻导管吸氧,湿化瓶酒精浓度应为50%~70%,加压吸氧时酒精浓度应降为20%~30%。伴呼吸性碱中毒患者可采用面罩吸氧,必要时可无创性或气管插管呼吸机辅助通气治疗。

4. 镇静。

临床首选吗啡、阿片类药物。可减少急性肺水肿患者焦虑和呼吸困难引起的痛苦。此类药物也被认为是血管扩张剂,降低前负荷,减少交感神经兴奋。吗啡3~5 mg皮下注射,使用过程中应密切关注疗效和呼吸抑制的不良反应。伴明显持续低血压、休克、意识障碍、慢性阻塞性肺病(COPD)等患者禁忌使用。

5. 快速利尿。

利尿剂应尽早使用,可在短时间内迅速降低容量负荷。临床常用呋塞米(速尿),宜先使用呋塞米20~40 mg静脉注射,可重复给药,亦可应用托拉塞米10~20 mg静脉注射。此外,对于利尿剂反应不佳或利尿剂抵抗患者,可酌情应用增加肾血流的药物,如小剂量多巴胺,改善利尿效果或肾灌注,同时积极纠正低氧、酸中毒、低钾、低钠等症状,以促进利尿剂应用效果。

6. 平喘。

使用肾上皮质激素可改善心肌细胞代谢,减轻肺毛细血管的通透性,从而达到抗休克、解毒、抗炎及促进症状缓解的目的。氨茶碱除了具有缓解支气管痉挛的作用,还可利尿、强心、降低肺动脉压,临床常用氨茶碱0.25 g稀释后静脉缓推或滴注。

7. 强心苷。

洋地黄类能增加心排血量、降低左心室充盈压改善症状。在使用时,应先使用利尿剂后应用强心剂有利于肺淤血、肺水肿症状的控制,否则先强心后利尿可因左、右心室排血量不平衡而加重肺水肿。对于近期未使用过洋地黄类药物者,可静脉注射快速作用的洋地黄类制剂,如毒毛花苷0.25 mg稀释后静脉缓慢注射,对于伴有快速房颤患者可应用毛花苷丙0.2~0.4 mg稀释后缓慢静脉注射,2~4 h后可重复使用。

8. 应用血管扩张药物。

血管扩张药物可降低心室充盈压和全身血管阻力,减轻心脏负荷。其药物种类主要有硝酸酯类、硝普钠、萘西立肽、乌拉地尔等。

(1)硝酸酯类药物:在不减少每搏输出量和不增加心肌耗氧的情况下能够减轻肺淤血。临床试验证明,应用大剂量硝酸脂类药物联合小剂量呋塞米的疗效优于单纯大剂量的利尿药。硝酸甘油静脉滴注起始剂量5~10 μg/min,每5~10 min递增5~10 μg/min,最大剂量100~200 μg/min。硝酸异山梨酯静脉注射剂量5~10 mL/h。

(2)硝普钠:临床应用宜从小剂量开始0.3 μg/(kg·min)开始,可酌情逐渐增加剂量到0.5 μg/(kg·min)静脉滴注。由于其具有强效降压作用,应用过程中要密切监测血压,根据血压调整合适的药物剂量。停药时应缓慢减量,并加用口服血管扩张药物,以避免反跳现象。

9. 动态评估患者生命体征、药物剂量,评价药物治疗效果,遵医嘱酌情使用非药物治疗方法,如主动脉球囊反搏、机械通气、血液净化治疗等。

10. 抢救过程中安抚患者情绪,使患者配合治疗。

11. 记录抢救过程,书写护理记录,密切观察患者病情变化。

四、空气栓塞

静脉空气栓塞(venous air embolism ,VAE)是临床上危险的静脉输液并发症,其发生十分凶险。人们对静脉空气栓塞的认识由来已久,但是近年来仍时有报道。静脉空气栓塞几乎可以发生在各种手术和麻醉操作中,令人防不胜防。静脉输液、

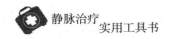

输血是临床上最基本的护理操作技术,是医院治疗与抢救患者的重要手段,但稍有不慎,空气进入静脉,也会发生空气栓塞导致患者死亡。因此,静脉输液治疗中引起空气栓塞的预防和处理不容忽视。

(一)概述

空气栓塞主要是指空气进入静脉系统,通过中心静脉进入到右心房、右心室、肺动脉。其发生需要满足两个基本条件:一是有空气进入血液;二是需要有一定的压力差,即静脉压力相对低于大气压,或有直接或间接的外界压力推动空气进入血液中。

(二)原因

1. 特殊体位手术。

空气栓塞常发生在一些手术当中,如神经外科手术,患者体位处于竖直,由于头部高于心脏,术野水平的静脉压力降低,甚至低于大气压,易导致空气吸入血循环,从而引起空气栓塞。颅骨和硬膜上的静脉窦属于不可塌陷的静脉,一旦切破,空气可从破口不断被吸入到静脉引起栓塞。

2. 术中使用医用气体。

腔镜手术中使用医用气体充气,手术中,组织器官切开同时也伴有静脉切开,在充气腹时,气体易在压力作用下直接进入血液循环。

3. 产气消毒液。

在未开放和半开放的伤口(如窦道等)用过氧化氢(H_2O_2)冲洗最易发生气体栓塞,因 H_2O_2 释放的氧气不能充分和外界相通,局部形成一定压力,迫使氧气进入血液,造成栓塞。

4. 麻醉操作。

如深静脉穿刺、漂浮导管放置等,也容易出现空气栓塞。中心静脉导管置入或拔除时患者深吸气,拔除中心静脉导管后,皮肤和血管间存在的瘘管。

5. 导管断裂,连接处断开。

6. 护理操作不当。

输液时,未排尽输液器内的空气,或输液器各部位衔接不紧密,存在漏气现象;连线输液过程中更换溶液瓶不及时或输液完毕未及时拔针;更换中心静脉导管接头时操作不当;加压输液、输血时,液体滴空,在液面接近瓶内针尖时,未及时拔针等均可引起气体进入静脉,导致空气栓塞的发生。

(三)临床表现

空气栓塞的症状是非特异性的,临床表现变化大,只有轻微症状或无症状,因而未引起注意。因肺作为过滤器重吸收静脉内的空气,当此机制失代偿时,患者会出现严重缺氧和低血压,可能出现心血管系统衰竭而猝死。

临床上清醒患者,常会有胸痛及头晕等不适症状。按其表现主要可分为两大类,即循环系统和呼吸系统表现。

(1)循环系统:在空气栓塞时出现心动过度和心动过缓甚至心搏骤停。经胸前区听诊可以闻及心脏的"磨轮样杂音",心电图表现主要有非特异性的ST-T改变,以及右心室劳损的变化。肺动脉压力在大量空气栓塞时下降,但在空气缓慢引起栓塞时则升高。由于有心功能障碍,中心静脉压通常升高。

(2)呼吸系统:清醒患者主要表现呼吸困难和呼吸急促。呼气末CO_2分压迅速下降,伴有动脉血CO_2分压增加和氧分压下降。空气栓塞可以导致肺内中性粒细胞释放炎症因子,增加肺血管通透性,出现类似急性呼吸窘迫综合征。患者肺顺应性下降,肺功能受损。

(四)患者对空气栓塞的反应因素

1.大量空气快速进入血液更容易导致血流动力学的衰竭。

2.患者心血管系统的状态。

3.患者发生栓塞的体位。

当患者处于左侧卧位时耐受力最佳,若采取垂直体位,大气压与血管压力差增大,进入静脉的空气量增多,症状相对更重。当存在右向左心内分流时,气体进入动脉系统,这样即使非常少量的空气,也可能导致极其恶劣的后果。

(五)预防指引

1.特殊体位手术。

在行神经外科等坐位手术的整个过程中,麻醉医生须时刻提高警惕,实时监测,熟悉空气栓塞发生后的临床表现,立即识别和及时处理。在条件不允许的情况下,除了基本的生命体征监测,呼气末正压的应用能够为有经验的麻醉医生对空气栓塞的发生提供有效的监测。

2.术中使用医用气体。

如术中疑有静脉破损时,应慎用医用气体或停止使用,立即缝合破壁的静脉,夹闭可能开放的中心静脉导管。

3.产气消毒液。

在局部使用过氧化氢时必须慎重。如使用过氧化氢溶液冲洗伤口时,注入溶液时压力勿过大,分次冲洗,冲洗时要与生理盐水同时交替使用,以便降低热能灼伤和气体排出,用在盲腔或者排气不畅部位时,如四肢骨折、骨髓腔清创、深部浓

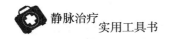

腔,更应注意,使用后密切监测患者的生命体征、血氧饱和度等情况,出现异常时及时处理。

4. 麻醉操作。

在置入导管、换管和拔管时要仔细、谨慎,此时空气进入的危险性最大。当进行颈内或锁骨下静脉置入导管时,患者取头低足高位,增加中心静脉压。换管时关闭导管的止水夹。拔除中心静脉导管时,使导管外端平于或低于心脏水平,当从血管中拔除导管最后一段时,指导患者做瓦式运动(患者深吸气后屏气并用力做呼气动作)。拔管后,纱布按压穿刺部位5~10 min,直至止血,贴上敷料(无菌软膏、无菌纱布),并用密闭透明、半透明敷料覆盖,PICC、CVC、PORT拔管后应检查导管的完整性,需坐位或平卧休息30 min,每隔24 h换药,直到穿刺点愈合。

5. 规范护理操作行为。

输液前一次性排尽输液器空气,宜使用无针接头与输液器紧密连接,在与导管连接前,确保输液器和附加装置中充满液体,当更换输液器或无针接头时,体位应与心脏齐平或低于心脏,并需认真检查输液管路,避免错误连接,微量泵需准确调节输液速度、量。

(六)处理流程

1. 找出空气栓塞的原因,立即采取措施阻止气体继续进入静脉内。

(1)立即夹闭静脉管道,夹闭可能开放的中心静脉导管等。

(2)如果接头断开或导管损坏,则夹闭导管。

(3)若管道装置已拔出,则封闭穿刺点。

(4)立即通知医生。

(5)持续监测生命体征、观察患者。

(6)根据医嘱进行干预和治疗。

(7)遵医嘱立即给患者吸纯氧:及时采取高压氧治疗,可以减少气体栓子的体积,从而缓解病情,减轻空气栓塞后并发症。

2. 如无疾病禁忌,则立即取头低足高左侧卧位,使空气进入右心室,避开肺动脉入口,由于心脏的跳动,空气被混成泡沫,分次小量进入肺动脉内,这样可以最大限度地减少空气栓子迁移。

3. 如需心肺复苏,将患者置于仰卧位,头低垂,配合医生做好应急处理。

4. 通过中心静脉导管或肺动脉导管回抽气体。

但是有研究认为,真正能抽到气泡的不足6%,这主要与导管的位置有关,研究认为中心静脉导管的尖端置于上腔静脉与右心房交界处下2 cm为最佳位置。也有人认为,使用多孔的导管效果可能要更好。如果导管位置适当,可以抽到心房内的空气。

5. 对症治疗。

(1)镇静、改善呼吸、抗休克、抗心律失常。

(2)积极补液,避免血压降低,但需注意不应输液过度,以免导致或加重肺水肿。

(3)应用正性肌力药物、强心药物和血管活性药物,如多巴胺肾上腺素等。

6. 患者病情稳定后,详细、据实地记录空气进入的原因、可能进入的空气量、对患者的观察和评估、向医生的告知、采取的措施和效果、患者的病情和对干预措施的反应。

7. 继续密切观察并做好记录,直至患者完全脱离危险为止。

8. 完成意外事件和警讯事件的上报。

五、发热反应

(一)概念

静脉输液发热反应是静脉输液治疗中最常见的并发症,是指静脉输入含有致热原、杂质污染的物体或药物,或输入温度过低、浓度过高的药物及输液速度过快等因素引起的不良反应。

(二)原因

1. 微粒。

(1)非代谢微粒:输液操作时空气中的微粒,橡胶、屑、纤维,打开安剖时带入的玻璃屑以及药物的结晶等异物颗粒。塑料管中未塑化的高分子异物,或生产环境、生产过程中切割组装等摩擦工艺带入的机械微粒等成为致热原。

(2)药物:来自于药物的澄明度质量不高,如右旋糖酐中带有的大分子物质可有致热作用,生物制品含有的微量蛋白质也可致热,其他致热药物还有胆固醇类药物。

2. 质量。

(1)液体/药物质量:瓶盖松动,储运过程中瓶身因碰撞、破裂,液体被空气污染。某些药物易致发热反应,如生物制剂、血液制剂、β-内酰胺类药物、细胞色素C、蝮蛇抗栓酶等。液体或药物制剂不纯、变质或被污染。药物配置后放置时间过长,增加污染机会。

(2)输液器具质量:输液器具的污染曾是临床输液发热反应的主要原因之一,

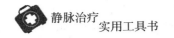

终端滤器对5 μm以下的微粒滤除率较低,不能全部滤去细菌。使用输液器具过期或因外包装简陋,造成在储运过程中磨损破裂、漏气等导致污染,仍是当前临床输液中预防致热原反应不可忽视的一个重要方面。

3. 联合用药。

(1)液体中加入多种药物,在液体中频繁加药,反复穿刺瓶塞,导致污染机会增多。

(2)多种药物配伍,易发生配伍不当。药物发生变化而影响药物质量,药物配伍剂量大、种类多时所含致热原也增加,输入体内发生致热原反应的几率增加。有些液体在加入某种药物后,导致pH值的改变,或药物互相作用发生分解、聚合、沉淀及产生微粒而导致热原反应。

4. 操作行为。

(1)药物配置过程中操作不规范造成的污染。

(2)无菌操作技术不严格。

(3)穿刺操作不当造成污染。

(4)机械刺激。

(三)临床表现

1. 轻度表现。

患者表现为发冷、寒战、发热,体温在38 ℃左右,停止输液后数小时内可自行恢复正常。

2. 重度表现。

初起畏寒或寒战,面部和四肢发绀,继之高热,体温可达40 ℃以上,并伴有头痛、恶心、呕吐、脉速、呼吸困难、血压下降、烦躁不安、谵妄、抽搐等全身症状,甚至会出现昏迷、休克和呼吸衰竭等危及生命的现象。

(四)处理流程

1. 一旦发生发热反应,轻度表现,应立即更换输液器,减慢输液速度或停止输液,并及时通知医生;重度表现,应立即停止输液,并保留剩余溶液和输液器,必要时送检验科做细菌培养,以查找发热反应的原因。

2. 高热患者,应严密观察患者生命体征的变化,不同患者做不同处理。

(1)畏寒或寒战者,宜加被保暖,并给热水袋(温度适宜,防止烫伤)和热饮料。

(2)高热者,给冷毛巾、冰袋、温水或乙醇物理降温,也可酌情应用解热镇痛药。

(3)发绀者给予吸氧,烦躁不安者给予镇静药。

3. 药物治疗。

异丙嗪25 mg肌注或地塞米松5 mg静脉推注,严重时可给予地塞米松10 mg

或氢化可的松 100～200 mg 加入 5% 葡萄糖 200 mL 中静脉滴注。

4. 如出现抽搐、昏迷甚至危及生命时,则应与医生一同实施抢救措施,并上报药剂科、护理部及院感科等相关部门。

5. 做好护理记录。

(1)药物及患者教育内容。

(2)发热反应的生命体征、临床表现及处理方法。

(3)处理后的病情变化及效果。

六、输液过敏反应

(一)概念

药物过敏反应又叫作变态反应或超敏反应,是某种药物作用于人体后产生的免疫反应。常见导致药物过敏反应的药物有抗生素、磺胺类、血液制品和某些中草药制剂等。它仅发生于用药人群中的少数,很少的剂量即可发生过敏反应,与正常的药理反应或毒性无关,一般发生于患者再次皮试、肌注或静脉输液时,它的发生与体质因素有关。

(二)原因

药物过敏反应属于异常的免疫反应,基本原因就是抗原抗体的相互作用。药物作为一种抗原,进入机体后,体内产生特异性抗体,使 T 淋巴细胞致敏,当再次应用同类药物时,抗原体在致敏淋巴细胞上通过免疫球蛋白作用于肥大细胞和嗜碱性细胞,使之释放组胺、无羟色胺等活性物质,引起血管扩张、通透性增加、血浆渗出等一系列变化,引起血管神经性水肿、过敏性休克。

(三)临床表现

药物过敏反应主要有两种形式:一种是在用药当时就发生,称为即发反应,另一种是潜伏在半个小时甚至几天后才发生,称为迟发反应。

轻度表现:皮肤瘙痒、药热、皮疹等。

重度表现:血管神经性水肿、哮喘、胸闷、呼吸困难、心悸、面色苍白、冷汗、恶心、呕吐、发绀、眼花、烦躁不安、抽搐、血压下降、意识丧失、大小便失禁、喉头水肿,过敏性休克甚至患者呈濒死状。

血清病型反应:表现为发热、关节疼痛、全身淋巴结肿大、皮肤瘙痒、荨麻疹、腹痛、腹泻等。

(四)处理流程

1. 患者一旦发生过敏反应,安慰患者及家属,保留输液通路,更换输液器及液

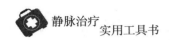

体,如果患者发生即发反应,甚至休克症状,应请其他同事或家属迅速报告医生,同时进行抢救。还需要妥善保存剩余药物,抽取输液器内的液体和患者对侧肢体的血液做生物学监测检查。

2. 一旦出现过敏性休克,立即采取以下抢救措施:

(1)立即平卧,就地抢救。

(2)皮下注射0.1%盐酸肾上腺素1 mL,小儿剂量酌情减量。症状如不缓解,可每隔30 min再皮下或静脉注射该药0.5 mL,直至脱离危险。

(3)改善缺氧症状,给予氧气吸入,呼吸受抑制时,应立即行口对口人工呼吸,并肌肉注射尼可刹米或洛贝林等呼吸兴奋剂。如有呕吐物,应及时清除,密切观察患者呼吸道是否通畅,呼吸抑制时应遵医嘱给予人工呼吸,喉头水肿影响呼吸时,应立即准备气管插管,必要时配合施行气管切开。如有心脏骤停,立即进行心脏按压、人工呼吸等心肺复苏的抢救措施。

(4)迅速建立两条静脉通路。必要时给予锁骨下深静脉穿刺,以便快速补充血容量。按医嘱给予抗过敏药物,泼尼松静脉注射,如血压偏低,遵医嘱应用晶体液静脉滴注,多巴胺微量泵泵入维持血压,应用氨茶碱解除支气管痉挛,必要时给予呼吸兴奋剂,并密切观察患者生命体征变化。

(5)根据医嘱用药:地塞米松5～10 mg静脉推注或氢化可的松200 mg加入5%～10%葡萄糖注射液500 mL静脉滴注。

(6)根据病情给予升压药,如多巴胺、间羟胺等。

(7)纠正酸中毒和抗组胺类药物。

(8)心跳骤停的处理:发生心跳骤停,立即行胸外心脏按压,同时施行人工呼吸。

(9)注意保暖。

3. 过敏反应发生后,密切观察生命体征变化,心电监护监测,若无其他不良并发症,一般至少要观察24 h。同时,注意观察神志、末梢循环、尿量及皮肤、心、肝、肾等功能变化。如有高热,给予冰袋物理降温,冰袋置于前额、腋窝及腹股沟等处,并给予35%～50%乙醇及温水擦浴,遵医嘱给予降温药物处理。

4. 患者神志清楚,出现恐惧、焦虑心理时,护士应关心、体贴、安慰患者,告知患者及家属发生过敏反应的情况,并记住此种药物的名称、化学成分和同类药物的名称,嘱患者多休息,安心配合治疗。

5. 做好抢救工作的护理记录,防范医疗纠纷按新的《医疗事故处理条例》及举证责任倒置实施,一切医疗护理行为均应准确、全面、真实地记录,在抢救之后6 h

之内完成抢救记录。

6. 患者未脱离危险期,不宜搬动。

7. 健康教育。

(1)建立药物过敏卡交付患者,强调禁止再次使用此类药物。

(2)上报药剂科,追踪生物学检测结果,排除细菌感染。

(3)叮嘱患者以后每次就诊时要及时告知医护人员,有利于用药参考。

七、外周短导管堵管及血栓

(一)概述

1. 堵管的定义。

堵管即导管堵塞,是指血管内置导管部分或完全堵塞,致使液体或药液的受阻或受限。分为血栓性导管堵塞和非血栓性导管堵塞。

2. 血栓的定义。

活体的血管系统内,血液分析出黏集、凝固成固体质块的过程称为血栓形成,所形成的固体质块称为血栓。根据部位分有:上、下肢静脉血栓、冠状动脉血栓、脑血栓、肺动脉血栓、导管相关性血栓等。

3. 导管相关性血栓。

导管相关性血栓,是指导管外壁或导管内壁血凝块的形成,是血管内置导管常见的并发症之一。常见的导管相关性血栓类型有:管内血栓、纤维血栓、挂壁血栓和纤维蛋白鞘。

4. 堵管及导管相关性血栓的形成机制及危险因素。

导管堵塞是留置针期间常见的非感染性并发症,留置针导管堵塞的原因可能是导管管腔内的因素,也可能是导管管腔外的因素。导管管腔内堵管的原因有导管内血凝块、沉淀的不相容药物、肠外营养的脂类聚集。导管管腔外堵塞,原因有导管所处部位的解剖结构、导管间断贴在血管壁上、导管顶端血栓或纤维素鞘形成,其表现是能注入液体但不能抽出回血。

5. 血栓形成机制。

在血管壁受损等外部因素的作用下,阻止因子被激活,内皮细胞抗血栓能力减弱,形成血栓。

6. 血栓形成的三大诱因。

(1)血管损伤:手术、外伤、静脉穿刺、导管材质、送管速度过快、置管肢体活动过度等。

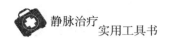

（2）血流瘀滞：卧床、放置导管、置管肢体活动过少、选择细的血管置管、选择置管过的血管置管等。

（3）血液呈高凝状态：肿瘤、妊娠、脱水、休克、凝血药物等。

7. 导管相关性血栓的影响因素。

（1）导管因素：导管材质、导管位置、导管规格/型号、导管相关性血流感染。

①美国《INS指南》指出：某些材料的导管更易于血栓形成，这个特性也可促进导管上细菌的定植和导管相关性感染。

②美国《CDC指南》明确指出：导管材质是是否发生堵管的重要因素之一。

③导管直径超过所在血管直径一半时，就会显著地影响到血流动力学，导致该区域血流瘀滞。

④美国《INS指南》提出：在满足静脉输液治疗的前提下尽量选择导管最短、直径最小的留置针。

（2）血管内损伤：

①输注某些高渗性、刺激性、腐蚀性、强酸强碱的溶液可加重血管内皮损伤的危险。

②静脉穿刺和导管置入可直接剥离内皮细胞导致血管内膜损伤。

③导管尖端与血管内皮直接接触，在肢体运动时持续刺激血管内皮。

（3）置管静脉的选择。

（4）药物因素：止血药物、化疗药物、免疫抑制剂等。

（5）自身因素：

①大手术、肿瘤、长期卧床以及肾功能衰竭的患者。

②具有血液呈高凝状态、血液瘀滞、血管内皮损伤等血栓形成的三要素的患者。

（二）外周短导管堵管及血栓的危害

1. 静脉留置针堵管的临床表现及对临床工作的影响。

（1）堵管的临床表现。堵管分为不完全堵管和完全堵管。不完全堵管为输入时滴速明显减慢，最大滴速小于20滴/min，挤压输液管下段有阻力，推药前回抽血较慢，注药时有较大阻力；完全堵管是输液时基本不滴，挤压输液管下段阻力大且无回血，推药前回抽无血且难以注入药液。

（2）堵管对临床工作的影响。对患者而言，增加患者的痛苦及经济负担，患者满意度低。对护理人员而言，增加其工作量，降低工作效率，降低了护理质量。

2. 血栓的危害。

据报道：每20 s就有一人患上血栓病，我国每年新增血栓患者150万人。我国每年有250万人患血栓疾病,其中70%的患者都会留下后遗症。在美国每年有10万～30万人死于静脉血栓,在欧洲每年也有50万人死于静脉血栓,超过艾滋病、乳腺癌和前列腺癌、高速公路交通事故死亡人数之和。

肥胖、不运动、抽烟、高血压、糖尿病都是血栓形成的高危因素。调查显示,25.5%～50%的骨科患者会形成静脉血栓,在ICU病房和老年病房里,有10%～30%的患者会形成静脉血栓。深静脉血栓疾病有可能会引起肺栓塞,而肺栓塞是非常危险的。深静脉血栓形成的早期,栓子呈絮状漂浮在静脉内,极易脱落。脱落的栓子随着静脉血回流经过右心室打入到肺动脉引起肺栓塞。如果栓子直径超过3 mm,就会引起急性呼吸困难,患者会因为来不及抢救而猝死。

3. 血栓的结局。

(1)软化。溶解和吸收:小的血栓可被完全溶解和吸收,纤溶系统激活以及蛋白水解酶释放,致血栓溶解吸收。

(2)脱落栓塞。大的血栓则可被部分溶解而软化,易受血流冲击脱落形成栓子并随血流运行而致血栓栓塞。

(3)机化与再通。血栓形成后,从血管壁向血栓内长入内皮细胞和纤维母细胞,形成肉芽组织并逐渐取代血栓,这一过程为血栓机化。血栓中出现新生血管使血流得以部分恢复称再通。

(4)钙化。血栓形成后,既未被溶解吸收,又未被完全机化时,可发生钙盐沉积。表现为静脉石和动脉石。

4. 血栓运行途径。

(1)顺血流方向。

①体静脉→右心房→右心室→肺动脉及其分支。

②左心房→左心室→动脉系统至大动脉的分支,最终嵌塞于口径与其相当的分支。

(2)逆血流方向(由于胸腹腔内压骤然剧增所致)。

①下腔静脉→下腔静脉所属的分支。

②左心→房间隔缺损或室间隔缺损→右心等。

(3)栓子脱落游走途径:静脉系统和右心栓子。

(三)外周短导管堵管及血栓的预防

1. 静脉留置针堵管的预防。

(1)规范操作,妥善固定。

①选择型号合适的留置针,在保证质量需要的前提下,尽量选择型号小的留置针,以减少对血管的损伤。

②穿刺前应了解患者静脉走向及静脉情况。选择粗直、弹性好、充盈的血管，避免选择靠近关节硬化、受伤、感染的血管。头静脉、正中静脉、贵要静脉，均可作为患者四肢浅静脉留置针的首选静脉，尤其是前臂静脉血管粗直、血流丰富、无静脉瓣、易固定，同时不影响患者生活和活动，因此，上肢前臂的血管是留置针穿刺固定的最适宜部位。

③在关节处患肢、下肢的远端部位选择血管穿刺不易留置成功，因为在关节处，随着关节活动，留置针易移位滑出血管；患肢由于血供较差，血液循环较慢，留置针易发生堵塞。下肢远端静脉血流缓慢，易发生血栓机静脉炎，应尽量避免选择下肢静脉进行穿刺。如病情需要在下肢静脉穿刺，输液时可抬高下肢20°～30°，加快血液回流，缩短药物和液体在下肢静脉的滞留时间，减轻其对下肢静脉的刺激。还要避免反复多次在同一部位穿刺，以免血管壁损伤，血栓形成，造成导管堵塞。

④穿刺成功后，退出针芯，以穿刺点为中心将贴膜无张力按压粘贴固定，无针接头应高于针尖，以减少血液回流。

（2）合理维护。

①输液前抽吸回血并推注少许生理盐水，评估导管功能。

②尽量减少联合用药，注意有无配伍禁忌。输注浓度较高、刺激性较强的药物时，应充分稀释。静脉输注营养液及黏附性强的药物后，应用0.9%盐水20 mL脉冲式冲管，冲管时要注意压力和速度，不可暴力冲管，否则易损坏导管，损伤血管内膜，造成疼痛、静脉炎及液体外渗。

③重力输注或直接推注生理盐水，水柱只能在导管中心流动，无法冲净黏附在导管壁上的物质；而正确使用脉冲式冲管方式能产生湍流，彻底冲净黏附在导管壁上的沉积物。

④采用脉冲式（SAS）封管法。即在每天输液前先用10～20 mL等渗盐水（S）脉冲式冲洗导管，再接治疗用药（A），输液结束后再用10～20 mL等渗盐水（S）脉冲式冲洗导管，正压封管可避免血液回流凝固堵管。

⑤正确配制封管液的浓度，掌握封管液的维持时间。通常用肝素钠封管液浓度10～100 U/mL，抗凝作用可持续12 h以上，而用生理盐水封管，则需6～8 h冲管1次，避免堵管现象发生。对于封管液的选择因人而异，根据专科特点及患者病情选择最合适的封管液，以达到良好的再通效果。

⑥建议使用带有过滤器的输液装置，避免不溶性的药物微粒进入血管导致药物栓塞。

⑦严防液体滴空，应用输液泵时要合理设置报警装置，防止血液返流形成血

凝块。

(3)加强宣教,提高患者管理静脉留置针的能力。

①选择静脉留置针时应将使用目的、意义及注意事项详细报告给患者及其家属,使其主动配合,合理保护,避免污染。

②降低局部活动强度,尽量避免留置导管的肢体下垂,从而减少堵塞的发生。

③指导患者正确保护好血管,输液结束时正确地按压。

④每天晚上睡觉前,用热水泡血管处30 min,可以有效保护好血管,以便下次静脉留置针穿刺以及预防血管堵塞。

2. 外周短导管相关性血栓的预防。

(1)降低静脉壁损伤及血流瘀滞的几率。

①根据病人的病情、血管情况、疗程长短、输液速率、药物的特性,在满足输液需求的前提下,尽量选择最小、最细的导管。

②操作过程应轻柔,精细,尽量减少对组织和静脉内膜的损伤,避免导管与血管壁的摩擦,送导管时应绷紧皮肤、不可过快过猛。

③选择粗直、血流丰富、无静脉瓣、弹性好的血管进行穿刺。

④避免反复多次在同一部位穿刺,以免血管壁损伤,血栓形成。

⑤避免下肢静脉穿刺,下肢静脉血流缓慢,血栓发生率比上肢静脉高3倍,故应尽量避免选用。

(2)导管留置的位置。

①与置于前臂相比,外周短导管置于手部或肘窝时,意外移位的几率更大,且更容易闭塞。

②研究人员建议:外周短导管优先选择上臂。

(3)导管材质。

①选择具有生物相容性且不具有吸附性的导管材质。

②某些材料的导管更易于血栓形成,这个特性也可促进导管上细菌的定植和导管相关性感染。穿刺处感染是导致静脉血栓形成的重要因素。

(4)注入药物的性质。

某些高渗性、刺激性的溶液,如甘露醇等可以加重内皮损伤的危险,内皮损伤导致炎症反应,平滑肌细胞收缩和促凝血物质表达等促进血栓形成,故输注此类药液应充分稀释并冲管。

(5)高凝状态。

①危险因素的全面评估,如疾病本身、制动、长期卧床等。

②正确补液:注意时间、方法、剂量、浓度,避免血液黏度增加。

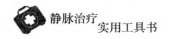

③根据医嘱抗凝治疗,对症处理。

(四)外周短导管堵管处理及血栓治疗

1.静脉留置针堵管的处理。

(1)可尝试推注少量生理盐水冲洗导管,如若阻力较大,不可强行推注,以免形成的血栓推入血流中。

(2)应遵照说明书清除导管阻塞,必要时遵医嘱应用药物及负压方式清除导管阻塞。

(3)如冲洗导管失败,需拔除导管。

(4)做好患者教育。

2.导管相关性血栓的处理。

(1)可疑导管相关性静脉血栓形成时,应抬高患肢并制动,不应热敷、按摩、压迫,立即通知医师对症处理并记录。

(2)应观察置管侧肢体、肩部、颈部及胸部肿胀、疼痛、皮肤温度及颜色、出血倾向及功能活动情况。

3.静脉血栓的治疗。

药物治疗时常见的非手术治疗方法,包括溶栓疗法、抗凝疗法、抗血小板药物和血管扩张药物。

(1)溶栓疗法:就是采用具有溶解血栓作用的药物使血栓溶解,从而解除堵塞。

(2)抗凝疗法:使用具有抗凝效果的药物,使血栓不再继续蔓延和扩展等。

(3)手术治疗:在临床应用较少,仅在血栓较大或较为严重时采用。即通过手术取出下肢深静脉内的血栓,如果下肢深静脉本来就有狭窄或闭塞,如果可能的话在手术中一起治疗。

(4)介入治疗:通过在下腔静脉内放置滤网,使下肢静脉血栓脱落后不致引起肺栓塞。

(5)体位治疗:就是利用"水往低处走"的原理,将患肢抬高,有利于下肢静脉血的回流。让病人卧床,患肢抬高(高于心脏水平20~30 cm),或使抬高的患肢与床面成30°。10天后开始下床,适当活动,活动量由病人自己掌握,以不累或刚刚觉得累为度。

(6)支持治疗:是对症治疗的常用方法,即用弹力绷带包扎患肢,或穿循序减压弹力袜,有利于水肿的消退。

第四章
中心静脉输液器材的
类型及选择

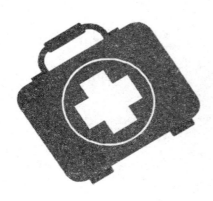

中心静脉导管输液优势明显。临床上应用两种中心静脉导管术：经外周静脉置入中心静脉置管(PICC)；传统中心静脉置管(CVC)。两者在临床应用上各有优势。护士在穿刺前，必须全面评估患者的诊断病情、心电图、胸片以及实验室检查结果、血常规、凝血功能等，以确保置管的安全。PICC具有操作简单、危险性小、留置时间长的优点，更适合用于稳定状态输液；CVC具有置管时间短、流速快的优点，更适合用于重症急诊患者的抢救治疗。中心静脉置管主要穿刺途径为锁骨下静脉、颈内静脉和股静脉。锁骨下静脉置管穿刺技术高，容易出血，但导管留置时间长，血流量充足，感染发生率低，不影响美观。颈内静脉穿刺难度相对较大，血流量充足，但影响休息及美观舒适，有时可遗留瘢痕等。股静脉穿刺置管较容易，不易出血，但血流量相对不足，感染率高，影响肢体活动。3种穿刺途径各有不同的优缺点。可根据患者的外周血管情况，具体治疗要求采取不同的置管方式。CVC对静脉的选择性高，危险性大，易引起气胸血胸感染、空气栓塞等并发症。PICC是一种经过外周静脉插入并开口于中心静脉的导管，它简化了中心静脉的穿刺过程，降低了中心静脉的穿刺风险和感染几率，延长了导管的留置时间，适用性广，但由于送管路径长，在送管过程中可能遇到静脉瓣或血管走向异位不能顺利到达上腔静脉，这就需要常规进行拍胸片确定导管位置，因此导管时间较CVC长。

一、经外周插管的中心静脉导管PICC

PICC指经外周静脉穿刺置入的中心静脉导管。PICC经上肢的贵要静脉、肘正中静脉、头静脉(新生儿和儿童可以选择头、颈部和下肢的隐静脉)穿刺置管，导管末端位于上腔静脉下1/3处，或上腔静脉和右心房交界处。

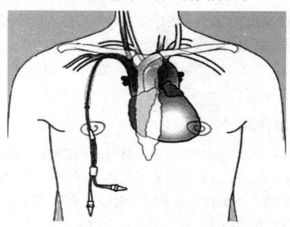

图4-1　上腔静脉和右心房交界处

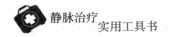

二、PICC 应用指征

(一)PICC 适应证

1. 需要长期静脉输液的患者。

2. 缺乏外周静脉通路的患者。

3. 有锁骨下或颈内静脉插管禁忌症的患者。

4. 输入刺激性药物、化疗药物。

5. 输入高渗性或黏稠性液体、胃肠外营养液、脂肪乳。

6. 需要反复输血或血制品,或反复采血患者。

7. 早产儿(23～30周),尤其是体重低于 1 500 g 者。

8. 家庭病床患者。

(二)PICC 禁忌症

1. 无合适的穿刺置管血管。

2. 穿刺部位有感染或损伤。

3. 置管途径有外伤史、血管外科手术史、放射治疗史、静脉血栓史。

4. 接受乳腺癌根治术和腋下淋巴结清扫的术后患者的上肢。

5. 上腔静脉压迫综合征患者。

6. 有严重的出血性疾病的患者。

7. 神志不清,躁动,不配合治疗的患者。

(三)PICC 穿刺部位的选择

1. 接受乳腺癌根治术和腋下淋巴结清扫的术后患者的术侧,锁骨下淋巴结肿大或有肿块侧,安装起搏器,不宜同侧置管。

2. 有血栓史、血管手术史的静脉不应置管,放疗部位不宜置管。

3. 瘫痪侧肢体不宜置管。

(四)不同材质的特点

目前应用的PICC导管按照材质分为有硅胶、聚脲胺脂(表4-1);按照导管的型号可分为1.9Fr、3Fr、4Fr、5Fr、6Fr,其中成年人选择4Fr,5Fr,儿童选择3Fr,新生儿选择1.9Fr;按照导管结构分为前端开口及三向瓣膜式导管(图4-2、图4-3);按照导管的功能分为单腔、双腔及多腔等。

表4-1　硅胶、聚脲胺脂两种不同的材质特点

导管材质	优点	缺点
硅胶	导管生物相容性高，柔软，表面光滑	不耐受高压，承受压力小于40 psi，不如聚脲胺脂结实
聚脲氨酯	抗打磨，抗打折，体外硬，进入体内的部分遇到血液会柔软，可耐受高压，承受大于300 psi的压力	长期使用酒精消毒导管易造成导管损坏

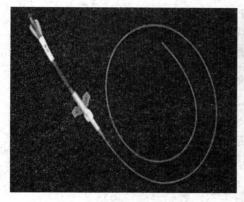 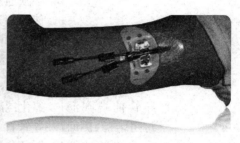

　　　a. 单腔三项瓣膜（硅胶导管）　　　　　　b. 前端剪裁耐高压导管

图4-2　两种不同结构的PICC导管

（五）独一无二的三向瓣膜式Groshong

　　Groshong PICC三向瓣膜的特点：

负压时，阀门向内打开，可抽血。

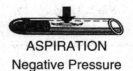

正压时，阀门向外打开，可输液。

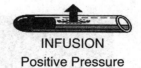

平衡时，阀门关闭，既不会有血液反流，也避免了空气栓塞、血液反流或凝固的风险。

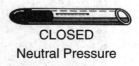

图4-3　三向瓣膜示意图

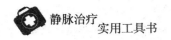

表4-2　前端开口型和三项瓣膜型的介绍

导管类型	定义	特点	临床常用导管举例
前端开口	导管前端没有膜，前端向血液方向敞开	1. 建议每12 h冲管，每次使用完毕后使用肝素盐水冲管 2. 对Per-Q-Cath导管的开裂，为临时性的修复 3. 导管置入前必须先行修剪，以便适应不同体型的患者 4. 必须通过撕裂式穿刺鞘置或者使用塞丁格穿刺技术 5. 前端开口式PICC可用于中心静脉压的测定	安全型预连式PICC（Per-Q-Cath picc）Power PICC（2Fr/3Fr/4Fr/5FrSl/6Fr Dl） 常用安全型PICC（1.9Fr / 3Fr / 4Fr / 5FrSl）
三向瓣膜型	1. 导管前端圆润封闭结构，侧面为三向阀的瓣膜设计 2. 具有薄壁腔大，流速快的特点，允许输液及抽血 3. 不使用时，瓣膜呈关闭状态，可阻止血液反流及空气栓塞	1. 导管每次使用完毕后用0.9%的氯化钠溶液冲管一次 2. 导管置入后再对穿刺点外的留置部分进行修剪 3. 通过更换连接器可以对导管进行修复 4. 圆形导管尖端可避免对血管损伤 5. 单腔导管可以使用普通穿刺针留置针进行穿刺置管 6. 双腔导管可使用撕裂式穿刺鞘置管 7. 不论单腔还是双腔均可使用塞丁格穿刺技术进行置管	常见三向瓣膜式经外周置入的中心静脉置管导管（Groshong PICC）（3F/4F/5FSl，5F/6F Dl） 国产瓣膜式PICC（4Fr Sl）

三、非隧道的中心静脉导管应用（CVC）

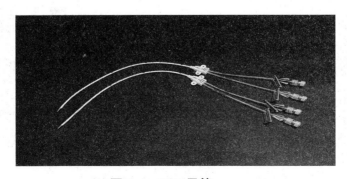

图4-4　CVC导管

CVC是一种经锁骨下静脉、颈内外静脉、股静脉和外周的肘部静脉插入并开口于上腔静脉、下腔静脉和右心房的导管,临床上常用于危急重症患者的抢救、补液、输血、静脉营养支持、中心静脉压的监测等方面。

非隧道的中心静脉导管可分为单腔、双腔和三腔。多腔导管优点在于可满足不同成分液体同时输入需要,避免药物配伍禁忌,但同时也增加了接头污染的机会,单腔、双腔、三腔导管感染率分为8.3%、37.7%、26.92%~42.59%。硅胶、聚乙烯、聚氯乙烯和聚氨酯类是中心静脉导管的常用材料。临床上导管的选择,可根据治疗的需要及时间长短、患者经济承受能力、医护技能水平等来决定。

(一)非隧道的中心静脉导管(CVC)的适应证

1. 治疗需要1周~1个月的静脉输液。

2. 体外循环下各种心血管手术及估计术中出现血流动力学变化较大的非体外循环手术。

3. 经静脉放置临时或永久心脏起搏器。

4. 测定中心静脉压,尤其适合严重外伤、大手术、休克及急性循环衰竭等危重患者的抢救。

(二)非隧道的中心静脉导管(CVC)禁忌症

1. 严重的凝血功能障碍。

2. 上腔静脉、锁骨下静脉等梗阻、损伤。

3. 呼吸窘迫。

4. 气管切开,局部有大量分泌物。

5. 穿刺部位存在感染、烧伤,放疗照射野区。

6. 躁动及不合作者。

表4-3 外周静脉导管与中心静脉导管比较表

	外周静脉导管 PICC	中心静脉导管 CVC
感染率	2%以内	26%~30%
操作者	护士	麻醉师或医师
穿刺难度	穿刺可见血管,成功率高	穿刺不可见血管,易出现气胸、血胸等。
堵管情况	三向瓣膜防止堵管	极易堵管
留置时间	数月至1年	短期留置少于30天
对象	长期输液的患者	重症急症的患者

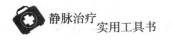

续表

	外周静脉导管 PICC	中心静脉导管 CVC
换药时间	7天1次	2天1次
出院维护	只需每周到门诊做一次导管的维护	带管出院比较危险
导管内壁的沉积物	PICC导管设计应用的时间长,材质好,长时间应用导管内壁的沉淀物少	导管设计应用的时间短,长时间应用锁骨下静脉导管内壁的沉淀物多
导管维护费用和方便程度	PICC导管在治疗间歇期间每周用盐水冲封管一次,肝素盐水封管即可,维护费用低	在治疗间歇期间每1~2天,必须用盐水冲管一次,肝素盐水封管,维护费用高
带管出院	可以,只需要每周到门诊做一次导管的维护	比较危险,也不方便

四、输液港介绍及特点

(一)输液港的定义

输液港是一种完全植入的血管通道系统,通过皮下植入的港体连接导管而建立的中心静脉通道,是患者接受各种输液治疗的有效途径。

输液港的结构及特点:

输液港的结构主要由两个部分组成,一部分为输液座,其顶部是具有自动愈合功能的硅胶材料的穿刺膜;一部分是放射显形的硅胶导管,这种胶管具有三向瓣膜设计。

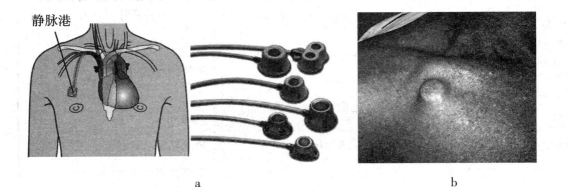

静脉港

a   b

图4-5　静脉港

(二)输液港的特点

1.进行长期静脉治疗的安全可靠通道。

2.使用及维护简单。

3.导管感染率及堵管率低。

4.不限制日常生活,可淋浴,提高患者的生活质量。

5.体外没有导管,误拔出来的可能性降低。

6.增加美观度,外界不易察觉。

7.降低治疗、护理费用。

8.保护血管。

9.塑料输液座不干扰CT、核磁。

10.独立无损伤针可穿刺2 000次,无损伤针规格齐全,其针尖斜面长,针的尖端有一"反折点",能避免"成芯"作用,来减少对注射座的损伤,防止扎漏,也不会"切削"硅胶微粒,阻止阻塞导管,从而最大程度保证输液港的安全使用和延长使用寿命。

表4-4　各中心导管管径及流速

描述/规格	可用长度	导管内径	流速	预冲容积	穿刺针规格
CVC(单腔)	20		65 mL/Min		16
输液港(7Fr,port)	55	1.3	500 mL/Min	0.3	19
三向瓣膜(单腔4F)	60	0.033	540 mL/h	0.45	18
耐高压(POWER5F)单腔	55		1 185 mL/h	0.66	18
耐高压(POWER5F)单腔	55		578 mL/h	0.62	18

第五章
PICC临床运用

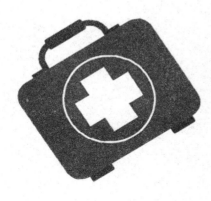

第一节　PICC置管技术

一、传统的PICC置管技术

传统的PICC穿刺指使用粗的套管针(14 g/16 g),在患者肘部可视的贵要静脉、头静脉和肘正中静脉穿刺,新生儿可以选择头、颈部、下肢的隐静脉穿刺置入PICC导管的方法。

优势:方便,快捷。

缺点:因在肘下可视的血管穿刺置管,病人曲肘时有不适感,影响活动,活动时对导管产生牵拉,受牵拉导管在血管内移动时对血管壁产生刺激,易发生静脉炎,血管条件差的患者置管成功率低。

二、PICC置管的相关血管医学基础解剖知识

(一)置管穿刺静脉的选择

肘部静脉:贵要静脉、肘正中静脉、头静脉,三者汇集于腋静脉、锁骨下静脉、无名静脉(左右头臂静脉),最终到达上腔静脉。

1. 原则。

(1)血管应该柔软、粗直、弹性好。

(2)血管充盈易触及、易固定。

(3)血流量丰富、静脉瓣少。

(4)无静脉炎。

(5)局部皮肤完整,无感染。

(6)选择的血管无血管外伤、血管外科手术史、放射治疗史、静脉血栓史。

(7)置管途径应该避开已经安装起搏器的静脉,锁骨下反复穿刺的静脉。

(8)乳腺癌根治术及腋下淋巴结清扫的术后患者选择健侧上肢进行置管。

2. 临床选择。

临床上一般首选贵要静脉,次选肘正中静脉,末选头静脉。

(1)贵要静脉:位于前臂尺侧(内),汇于肱静脉或接续于腋静脉,血管管径粗、

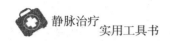

解剖结构直、静脉瓣少。当上肢手臂外展与躯干成90°时,从贵要静脉到达锁骨下静脉和上腔静脉是最直接的途径。穿刺时常作为优先选择。

(2)肘正中静脉:通常从头静脉斜向内走形,连于贵要静脉,吻合呈N形;由前臂正中静脉至肘前分为头正中静脉和贵要静脉,呈Y型,分别汇于头静脉和贵要静脉。管径粗,但静脉瓣较多,个体之间存在较大差异,PICC导管置入时须根据具体情况适当调整患者的体位。

(3)头静脉:位于前臂尺侧(外),血管表浅,易暴露、弹性好、管径前粗后细且高低不平,进入无名静脉时有角度,导管易反折入腋静脉、颈内静脉或返回直臂部,静脉瓣相对较多。不做为穿刺的首选。对于新生儿和儿童可选择的部位还有头部、颈部和下肢的静脉。

(4)头颈部主要静脉:

①颈内静脉:颈部最大的浅静脉,正常人坐位和站位时不显露,平卧时充盈,上腔静脉回流受阻时致静脉怒张。

②颈外静脉:最粗的静脉干,位置较深。在胸锁关节后方及锁骨下静脉汇合成头臂静脉,体表投影是以乳突尖和下颌角连线中点至胸锁关节中点连线作为定位。

③锁骨下静脉:腋静脉的延续,自第一肋缘续于腋静脉,在胸锁关节后方与颈内静脉汇合成头臂静脉,体表投影常用右锁骨下静脉作为穿刺点,分为锁骨上静脉和锁骨下静脉穿刺。

(二)穿刺点的选择

一般选择在肘窝下2横指处作为穿刺点。如果进针位置偏下,血管相对细,则易引起血液回流受阻或导管与血管壁发生摩擦而引起一系列并发症。如果进针位置过上,易损伤淋巴系统或神经系统。此外,上臂血管内静脉瓣较多,不宜穿刺;肘关节正中处皮肤有皱褶容易出汗,引起穿刺点感染,固定于此的导管也容易因患者活动而折断。

(三)穿刺导管的选择

所选穿刺导管的长度应可以放置到合适的位置并不改变导管尖端的设计完整性为要求。如果患者的特殊需要改变了导管长度,导管插入的长度应做记录。在输液流速允许的情况下,应尽量选择最小、最细型号的PICC导管,因为较细的导管可以漂浮在血管内,对其周围血管壁内膜的血流动力学影响较少。较粗的导管置入后可能紧贴着血管管壁内膜,增加了血管阻塞或血栓性、机械性静脉炎发生的可能。

对于某些需要输注肠外营养,如脂肪乳剂、高渗液体、血制品或血浆制品等特殊患者,选择 PICC 导管时建议使用 4Fr 型号以上的导管,这类导管可同时作为常规抽血和输血使用。

（四）穿刺、活动和血管的关系

在血管的同一部位错穿、多穿、穿透、屡次损伤血管,造成血管内壁炎症,激活血小板在该部位释放凝血元素,易形成血栓。

导管对血管内壁的机械性摩擦:选择的血管较细,导管型号太粗,暴力送管,反复送管,都会引起内壁损伤;另外置管位置不佳,当置管的位置选择在关节活动处时,患者的屈伸会发生摩擦,多次重复此动作,血管内膜发生磨损,致机械性静脉炎。

二、超声引导下的 PICC 置管技术

经外周中心静脉导管置管于 20 世纪 80 年代应用于临床,90 年代后期在我国开始使用,现在很大程度上已被广大医护人员和患者认可,其极细的高生物相容性导管由肘前静脉穿刺插入至上腔静脉进行轮流治疗,提供可靠的静脉通路,可以代替中心静脉置管而无中心静脉置管的诸多并发症。穿刺成功的首要条件是理想的置管静脉,对于局部血管状况好的患者可以采用肉眼观察和触摸估计的方法评估血管后置管,而对于水肿、肥胖、反复化疗以及长期输液等患者而言,常规方法的穿刺成功率低,如何提高穿刺置管的成功率是临床面临的一个新课题。超声引导下 PICC 可以直观地显示血管的解剖结构,具有实时引导、全程可见、缩短穿刺时间、减少并发症等优势,不仅能减轻穿刺患者的痛苦,同时为护理人员提供了一种安全有效的输液途径,做到"心中有数",避免了医疗资源的浪费。

（一）超声引导下 PICC 置管的起源

超声引导下的 PICC 穿刺的使用最早是在 1997 年华盛顿医学中心,由一个从事危重护理的护士 Claudette Boudreaus 完成的。这个护士是最早的 PICC 小组成员,她从协助医生做颈内静脉穿刺得到经验,能够在超声引导下对摸不到的血管进行穿刺。她成功地从病人肘窝以上的贵要静脉进行 PICC 穿刺置入。从 1999 年到 2001 年,大约有 10 个护士在华盛顿医院中心接受了这项技术的专业培训。在此期间,床旁置入 PICC 的成功率为 65% ~ 91%。

在过去的 10 年中,有很多的医学研究表明,使用微插管鞘技术和超声引导能极大地提高 PICC 置管的成功率。

不是所有的血管都能插管,超声引导是最好的方法,不能盲插。全世界每年都要置入 7 亿根导管,美国占 30%,全部是在血管超声引导下插管。其他国家占 70%,

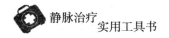

有4.9亿是盲插。

目前在美国使用超声和微插管鞘技术进行上臂PICC置管,这一技术方法成为各个医院中专业护士置入PICC的"金标准"。

(二)超声下PICC置管静脉的选择

静脉可分为深浅两类,深静脉多走行于深筋膜的深面并与同名动脉相伴,也称为并行静脉;浅静脉走行于皮下组织,一般称为皮下静脉(图5-1)。由于上肢静脉行程较下肢短,右侧较左侧短,浅静脉表浅易寻,因此多选择右上肢浅静脉穿刺置管,经腋静脉到达上腔静脉。PICC一般选择肘部的肘前浅静脉置管,首选贵要静脉,次选为肘正中静脉,末选头静脉,对于无法经肘部静脉置管的患者,颈外静脉、腋静脉及下肢的股静脉、大隐静脉、腘静脉也可作为PICC的置管途径。超声引导下PICC应首选贵要静脉,因贵要静脉位于肘前,操作范围较大,适合置管人员作实时监测,同时贵要静脉入路是中心静脉置管创伤最小、并发症最少的方法,可以明显降低气胸、血胸、空气栓塞以及神经损伤等的发生率。

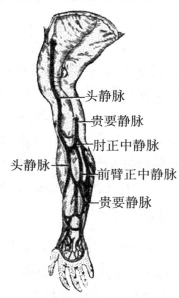

图5-1　上肢静脉

(三)血管超声的超声仪器条件

1. 用于肢体静脉检查的超声仪器应具备的特征。

(1)极高的空间分辨率,超声频率在5～15 Mhz。

(2)极高的灰阶分辨率(具有灰阶分辨率256级的彩色图像)。

(3)具有检测低速静脉血流信号多普勒功能,有助于判断动静脉血流频谱。

(4)具有彩色多普勒或能量多普勒功能,有助于确定小静脉及显示血流。

2. 探头类型及频率。

上肢静脉比较表浅，应使用7.5～10 Mhz的线阵探头，更高频率的探头有时效果更好。下肢静脉一般使用5～7 Mhz的线阵探头（锁骨下静脉，肢体粗大者，位置深的静脉需使用3.5 Mhz的凸阵探头）。

3. 预设条件。

选用仪器内设的静脉检查条件可迅速进入合适的检查状态，检查过程中根据不同的静脉和目的随时调节。

4. 专门用于PICC置管的超声引导系统。

简单的二维黑白血管超声加上特殊的引导系统，标识一目了然，而且仪器便于移动，方便下病房，方便护士操作，也便于护士掌握，价格相对便宜，在临床上能很好地帮助完成PICC置管操作。超声仪还可以架体分开，方便携带，方便远距离会诊和使用。

超声引导系统可根据不同血管深度自动计算进针角度，可以显示出血管尺寸和深度。对照靶向血管和屏幕上血管尺寸直径图，肉眼能很直观地判断血管的直径数值及大约能插入的导管。

超声仪的探头上，有电源开关、调节图像对比度的操作按键、可以调节探查深度的"cm"按扭。最小图像深度可以设置为1.5 cm，最大图像深度可以设置为6 cm，这可以根据血管的深度进行调节。另外还有图像定格和储存按钮，一个人操作时可以在无菌区域内控制。

探头小，不但有操作按键，还有导针装置。按导针系统的角度进针可以直接进入靶向血管，比如血管距皮肤深度为1 cm，选择1 cm的导针架，穿刺针刺入后正好在1 cm深的血管的中点；比如血管距皮肤深度为2 cm，选择2 cm的导针架，穿刺针按导针架的角度刺入后的交点正好在2 cm深的血管的中点，使用导针系统"可以一针见血"，准确率高。

（四）静脉超声检查时患者体位

静脉超声检查时，检查室内和患者应保持足够温度，防止外周血管收缩而导致静脉变细，以致超声检查困难。上肢超声检查通常取仰卧位，上肢呈外展和外旋姿势，掌心向上，外展角度与躯干呈60°～90°，充分暴露上肢（上肢浅静脉系统位置表浅，多位于皮下，一定要注意轻压探头，否则静脉会被压瘪而不能探及）。下肢取头高足低位，有严重呼吸困难者也可取半卧位。

（五）静脉超声观察的内容

观察内容包括：静脉变异、内膜、管腔内回声等情况；静脉管腔内是否有自发性

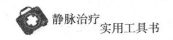

血流信号及血流充盈情况;压迫试验、挤压远端肢体试验和乏氏试验可观察静脉内有无血栓、静脉瓣功能等。

（六）正常静脉的超声表现

1. 灰阶超声。

正常四肢静脉有四个超声特点——静脉壁菲薄;内膜平整光滑;管腔内血流无回声,高分辨率超声仪器可显示流动的红细胞而呈弱回声;可压缩性,探头加压可使管腔消失。

2. 彩色多普勒。

正常四肢静脉显示单一方向的回心血流信号且充盈整个管腔,浅表静脉或小静脉可无自发性血流,但挤压远端肢体时,管腔内可出现血流信号。当使用一定的外在压力后静脉管腔消失,血流信号亦随之消失。

3. 脉冲多普勒。

正常四肢静脉具有5个多普勒特征,即自发性、期相性、乏氏试验、挤压远端肢体试验血流信号增强及单向回心血流。

（七）超声下PICC置管静脉的评估及穿刺点的确定

1. 血管评估。

穿刺时评估血管的范围不可过小,在肘窝上2横指扫查血管,沿血管走行扫查血管的深度、走行方向和分叉位置;测量血管直径是否够容纳所选择导管;观察血管周围的结构,尤其是伴行动脉的情况,有无血管变异,如有动脉伴行或血管畸形等情况,则应避开;血管内有无血栓,确定血管是否通畅等。

2. 穿刺点的确定。

选择穿刺点要避开静脉瓣,避开分支静脉,从汇总的较粗静脉穿刺,避开血管内的不良因素。大部分超声引导下PICC置管都是在肘窝以上上臂的贵要静脉处进行穿刺,上臂的贵要静脉更容易定位,而且走行比较好,它避开了中间分支静脉和贵要静脉的连接点,这个区域的血管比肘窝处的血管粗,需要置入的导管长度会短一些。另外,这个位置血流量更大,不容易造成血管壁的损伤。同时,这个位置肢体活动对导管的摩擦和牵拉比较少,从而减少了导管在血管内移动对血管壁的刺激,并且降低了血管相关性感染等并发症的发生率。减轻了过去在肘部弯曲部位置管时患者的不适感,同时对长期的导管固定非常有利。

三、改良的塞丁格穿刺技术

经皮穿刺插入导管的方法是由瑞典一位名叫塞丁格的放射科医师发明的。塞丁格穿刺技术有6大操作流程(图5-2)。

塞丁格穿刺技术也称微插管鞘技术(MST),它常应用于中心静脉穿刺置管。如何把塞丁格穿刺技术灵活运用到PICC置管中,从而提高PICC置管成功率呢? 塞丁格穿刺技术在PICC置管中的运用方法有三种:"盲塞法";超声引导下"间接法";超声引导下"直视法"。

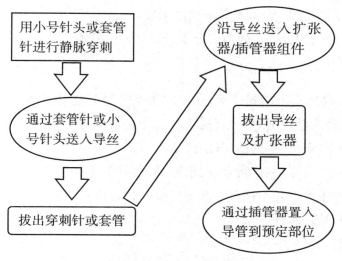

图5-2 塞丁格穿刺技术流程

(一)盲塞法

"盲塞法"是指在肉眼的观察下或手触摸下(不借助任何仪器),用改良的塞丁格技术穿刺血管置入PICC的方法。

"盲塞法"的适应证有:

1. 血管细,但肉眼能看见或隐约可见。

2. 用传统的14 g或16 g的穿刺针穿刺无把握。

3. 血管资源有限,仅1根,一旦穿刺失败,无法置管,影响治疗。

4. 无超声设备,病人血管条件差,治疗需要PICC置管。

5. 躁动、不配合的病人。

目前由于各种条件的限制,超声引导下PICC置管这项技术还没有普及,遇到血管很细的病人,用"盲塞法"会增加PICC置管成功率。如果一旦穿刺失败,因针头较细,它对血管的破坏和组织的损伤要小得多。不会影响血管的使用,可以重新穿刺。

(二)超声引导下"间接法"

用血管超声仪探查好可以置管的静脉,然后按照血管的走向做好标记,脱离超

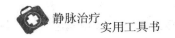

声屏幕,采用MST微插管鞘穿刺技术进行穿刺,穿刺成功后置入PICC导管,我们把这种方法称为超声引导下"间接法"。

超声引导下"间接法"的适应证有:

1. 血管细、差、肉眼看不见。

2. 无法用传统的14 g或16 g的穿刺针穿刺置管。

3. 无独立的置管B超,又不具备应用条件。

4. 躁动、不配合的病人,超声引导下"直视法"失败者。

(三)超声引导下"直视法"

采用MST微插管鞘穿刺技术,在血管超声引导下直视穿刺置入PICC导管,我们把这种方法称为超声引导下"直视法"。

超声引导下"直视法"的适应证有:

1. 水肿患者:由于疾病所造成的水肿,导致不能进行静脉治疗。

(1)继发性重度营养不良合并低蛋白血症造成的全身水肿。

(2)晚期肾病性水肿。

(3)甲状腺功能低下。

(4)药物过敏性全身皮损及水肿(属相对适应证)。

2. 单纯性肥胖患者:患者BMI大于28,因肥胖而造成肘部静脉触摸不到。

3. 长时间化疗或需要静脉输液治疗的患者:由于反复化疗治疗或静脉输液治疗,患者的浅表静脉受损,呈条索状,不能继续使用。如晚期肿瘤患者、病毒性脑膜炎患者、长期营养支持者。

4. 传统PICC置管失败者。

5. 患者要求肘以上置管,提高生活质量。

"直视法"和"间接法"混合应用有相互增效的功能。在为血管条件差、传统盲穿置管比较困难的患者在超声引导下做PICC置管时,可以看到病人血管直径通常在1.34 mm左右,超声引导下置管时,我们观看的是血管的横断面。"直视法"穿刺,采用的是垂直于血管的穿刺方法,也就是说如果病人血管直径为1.34 mm粗时,针头在血管内的最长距离应小于1.34 mm,穿刺成功后,遇到躁动、不配合的病人上肢一扭动,针头极易从直径1.34 mm左右的血管内脱出,造成导丝送入困难,置管失败。遇到这类病人置管失败后,可以尝试采用"间接法",用血管超声仪探查好可以置管的静脉后,按照血管的走行画出标线,然后脱离超声屏幕,用20 g或21 g的套管针头与皮肤以15°的角度穿刺,见回血后,放平角度,把套管送入血管3～4 cm,由于套管在血管内的长度比"直视法"针头在血管内的长度增加了20多倍,大大提高了它的稳定性,这类病人上肢扭动时就不易使套管脱出血管外,因此提高了这类病人PICC置管的成功率。

(四)先进的PICC置入方法

用MST微插管鞘穿刺技术在血管超声引导穿刺上臂置入PICC导管,是目前国际上最先进的PICC置入方法。

MST的应用提高了PICC置管的成功率,减少了组织损伤,尤其是在第一针穿刺不成功时,它的优势和效果更加明显和突出。

四、超声引导下用MST技术PICC置管的优势

(一)引导穿刺

超声引导下PICC穿刺可直观地显示血管位置和解剖结构,增加穿刺的精确性,具有实时引导、全程可见、穿刺时间短、穿刺成功率高等优势。

(二)引导PICC管的位置

美国食品和药品管理局推荐PICC尖端的理想位置在上腔静脉,当导管不放在上腔静脉时,导管功能障碍及并发症的发生率将增加。超声能准确定位并引导导管至正确的位置,通过压闭同侧的颈内静脉以及必要的头位辅助,即可引导PICC管达到上腔静脉。对于异位的导管,超声能实时观察导管的位置,并引导操作者及时、直观地纠正异位,降低导管异位导致的堵塞、静脉血栓、血栓性静脉炎,延长导管留置的时间,避免射线对患者及操作者的辐射。

(三)穿刺后评估

超声可以评估PICC置管后的血管并发症如静脉血栓、血栓性静脉炎等,对于评估导管的留置时间、导管的拔管时间亦有重要的指导作用。

(四)上臂置管

超声引导可实现上臂穿刺置管,和传统的PICC置管相比,它的穿刺部位发生了改变,由肘下移到上臂,减少了肢体活动对导管的摩擦和牵拉,避免了静脉炎的发生。

(五)解决了血管条件差的患者的难题

肿瘤病人随着化疗次数、置管次数的增多,很多患者双臂肘窝都没有可触摸或者可视的血管,血管条件越来越差。用传统的PICC穿刺比较粗的套管针(14 g或

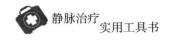

16 g)盲穿越来越困难,而使用床旁血管超声和微插管鞘技术就可以解决这个难题。

总之,使用超声引导PICC置管的成功率主要取决于操作者的经验和患者的血管状况,超声具有实时动态的特点,可以在超声引导下准确地将穿刺针送入血管腔,大大提高了一次性穿刺置管的成功率。但这和操作者的经验有很大的关系,需要经过专业技术培训和手眼协调的培训,而且要有实践的过程。

第二节　PICC的尖端定位方法

一、PICC尖端定位的方法及介绍

有研究表明,中心静脉尖端位置过浅,会增加静脉血栓的风险,减少导管留置时间;位置过深,进入右心房、右心室或下腔静脉可能会导致心律失常、心腔病变、三尖瓣功能障碍或病变、血栓形成,因此对PICC尖端进行定位显得尤为重要。

(一)体表测量法

1. 横L法。

横L法测量时患者取平卧位,置管侧上肢与躯干保持同一平面并且上肢外展与躯干呈90°角,用软尺从穿刺点测量至右胸锁关节,再向下测量至第三肋间,两段测量值之和为PICC置管长度。

2. 一字法又叫一段式测量法。

置管时患者取平卧位,置管侧上肢与躯干在同一水平面并垂直呈90°角,从穿刺点测量至同侧胸锁关节后,水平方向继续测量到对侧胸锁关节的胸骨外侧缘,对于肥胖患者可能需要在测量的基础上加1~2 cm。

缺点:个体生理结构的差异可能会影响测量结果的准确性。

(二)X线尖端定位法

PICC在X线下可以清晰显影,可看到导管走行路径及尖端准确位置,通过X线定位一直被认为是PICC尖端定位的"金标准"。目前,国内大多数医院都采用X线摄片检查进行PICC尖端定位。

置管后,让患者到放射科进行胸部X线摄片,确定导管位置,如发现导管异位再回病房重新调整导管位置,可能会引起患者二次痛苦,使患者对手术者产生不信任感,甚至导致医患矛盾的发生。在手术后立刻进行床边数字化X线摄片获得具有导管位置的影像,发现异位及时调整,可避免上述情况的发生,床边数字化X线摄片为防止并及时调整导管异位提供了影像学依据。

缺点:采用影像学定位,不同观察者可能存在视觉和主观判断上的差异,且患者受到X线辐射。

(三)B超引导辅助定位

B超辅助定位是先用超声扫查横切面上静脉的大致部位,然后在纵切面下扫查,观察静脉内血流、管壁厚度、血管直径等情况,然后转变为横切面,使探头中点和静脉横切面位于同一点上,对此点进行标记,是该静脉的体表位置。B超辅助定位的主要作用是评估血管条件,通过选择和定位获取更好的穿刺角度。

缺点:B超对外周血管内导管的显示比较清晰,但不能显示导管的全程,对一些在中心静脉内打折或导管尖端过深的病例无法进行判断,需要结合X线的结果。

(四)ECG定位

ECG定位技术是将特殊的心电导联线联接导管导丝和心电图机,通过观察置管过程中心电图上P波的特征性变化来判断导管尖端的位置。监测采用三导联系统,黄色和绿色电极分别贴于左锁骨下和左侧腹部,红色电极通过预先消毒的联接导线与PICC导丝的末端相连,以引出腔内Ⅱ导联心电图,成功穿刺血管后导管连同导丝一起向前推送,同步记录ECG的变化。

缺点:由于PICC导丝直径细或者其他原因可能会导致电极与导丝之间的失传导,少数患者无法获得心电信号。

二、PICC导管的末端定位X线检查及影像学知识

(一)末端定位X线检查

在临床穿刺成功的基础上,观察导管末端是否准确到位以及指导操作者调整异位导管并顺利送达上腔静脉内成为关键的环节。目前认为X线检查是最简便、实用且行之有效的PICC导管定位检查方法。

1. 胸片检查。

优点:方便易行(可到床旁);缺点:价格较高。

2. 透视下动态定位。

优点:方便易行可现场同步调整导管位置;缺点:不能做床旁检查。

3. 血管造影。

仅用于血管变异全科负责或血管腔内外堵塞,压迫导致置管不能到位时做造影检查。

(二)影像学解剖知识

1. 胸部正位显示心脏大血管阴影。

右侧可分为上下两段,上段由血管阴影组成,在幼年和青年人中主要为上腔静脉的边缘,较直,向上一直延伸到锁骨水平,升主动脉隐于其内。在老年人主要为升主动脉构成。下段右心缘较圆隆,由右心房构成。

2. 血管造影。

显示上腔静脉由左右头臂静脉在左右侧第一肋软骨和胸骨柄交界水平汇合而成,宽1.5~2.0 cm。正位时可见其沿纵隔右缘几乎垂直下行6~8 cm进入右心房上部(图5-3)侧位居中,略偏前,在其下行过程中稍斜向前方。

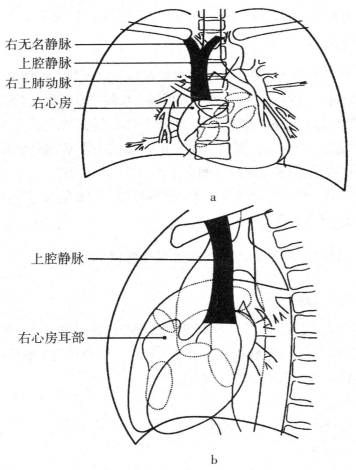

右无名静脉
上腔静脉
右上肺动脉
右心房

a

上腔静脉

右心房耳部

b

图5-3 上腔静脉正侧位示意图

（三）PICC定位正常的X线影像判定参考标准

PICC导管头端最适合的位置是上腔静脉中下1/3，心包以外。（INS）推荐PICC头端不宜进入右心房或右心室，相当于上腔静脉和右心房交界处，目前定位主要X线的标志有胸椎椎体，气管隆突，肋骨及右主支气管与上腔静脉的交点。各有优缺点：

1. 胸椎椎体。

92.5%患者的房腔交界在低6～7胸椎或者在上下椎间隙水平，但当患者上身弯曲或胸椎压缩与侧弯时，准确性较差。

2. 肋骨。

上腔静脉构成：左右头臂静脉。

（1）走行：在右第一胸肋关节后方汇成，沿第一至第二前肋间隙后方下行穿心包至第三胸肋关节高度注入右心房长度约7.0 cm。第一至第七肋，由肋软骨与胸骨相连，第八至第十肋，肋软骨互相连接，第十一至第十二肋游离肋，后肋位置固定，密度高；前肋前段密度低，位置随呼吸运动位置不恒定，X线定位选择后肋。

（2）前后肋的关系：第一肋前端相当于第五后肋端高度，第二前肋前端相当于第六后肋端高度，依次类推。上腔静脉沿第一至第二前肋间隙后方下行，穿心包至第三胸肋关节高度注入右心房。所以X线上第五至第七后肋对应的是上腔静脉段。

（3）影响定位的因素：大片炎症，右肺不张，右侧中心性肿瘤，右侧胸腔积液，纵隔移位，头臂血管扩张，肿膈占位（肿瘤/淋巴结）。

3. 气管隆突。

正位X线下最容易定位的标志之一，隆突紧贴上腔静脉，骑跨心脏上缘，所以隆突与房腔交界的位置最为恒定，其定位准确性最高。

4. 右主支气管与上腔静脉的交点。

此方法用之极少。

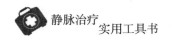
第三节　PICC置管技术

一、三向瓣膜PICC导管操作（盲穿技术）

（一）PICC置管前做好综合评估

1. 排除PICC禁忌症。

上腔静脉综合征,确诊或疑似导管相关性感染、感染性心内膜炎、导管材质过敏者。

2. 相对禁忌症。

不明原因的发热,查明原因后或体温正常后置管;出凝血时间异常,血小板高值可给予抗凝,降低血栓风险;血小板低值可待血小板正常后置管。

3. 评估患者病情和一般情况。

既往病史,手臂外伤史,起搏器,放化疗史使用药物,患者实验室检查结果(血常规、肝功能、凝血、血糖、输血五项)。

4. 评估患者血管。

(B超引导下穿刺)充分探查患者血管直径、距皮深度、分支、是否粗糙、管腔有无狭窄。

5. 评估患者心理。

应用通俗易懂的语言、图文并茂的图片,讲解置管过程及配合注意事项,避免恐惧焦虑影响血管显影。

（二）签署知情同意书

充分告知患者安全治疗的重要性,置管的意义及可能存在的风险性,同时告知置管后的自我护理及功能锻炼,维护的间歇期及后期费用等(知情同意书由医生进行签署,置管护士负责详细告知)。

表5-1　传统穿刺物品

1. 口罩、帽子	2. 无菌手套2副	3. PICC穿刺包	4. PICC导管
5. 5%PVP碘	6. 75%酒精	7. 肝素帽	8. 1 mL/20 mL注射器
9. 2%利多卡因	10. 稀释肝素盐水	11. 生理盐水	12. 止血带
13. 卷尺	14. 无菌透明贴膜	15. 黄色垃圾袋	

（三）三向瓣膜式PICC导管置管操作（以巴德公司PICC导管为例）

1. 操作前与患者谈话。

向患者或家属说明放置导管的目的、作用以及穿刺时可能发生的情况，得到患者及家属的理解和配合。

2. 与患者或家属签署知情同意书。

3. 准备用物。

测量尺、止血带、PICC穿刺包、无菌手套、碘伏、酒精、肝素钠、生理盐水、10 mL注射器2支、静脉穿刺包、透明贴膜、脱敏胶带，并视具体情况准备局麻药物（利多卡因）及1 mL注射器1支。

4. 选择穿刺点。

扎止血带，确定穿刺点后松开止血带。

测量导管置入的长度：患者预穿刺侧手臂外展与身体成90°，测量从穿刺点至右胸锁关节距离，然后向下测量至第三肋间的距离，同时测量上臂臂围。

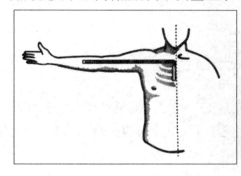
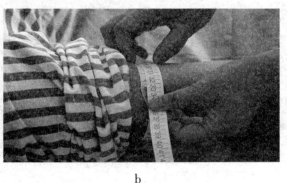

a   b

图5-4　体表定位及臂围测量

5. 建立无菌区。

打开PICC穿刺包，戴无菌手套、在患者手臂下铺无菌巾。

6. 穿刺点消毒。

碘伏及酒精棉签各消毒3遍，待干2 min。消毒范围是穿刺点上下各10 cm，两侧至臂缘。

表5-2　各种穿刺的消毒面积

输液工具	消毒直径
头皮钢针穿刺	>5
留置针穿刺	>8
CVC穿刺	>20

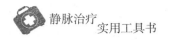

续表

输液工具	消毒直径
PICC 穿刺	>20
CVC、PICC 输液港维护	>10

7. 铺孔巾。

暴露穿刺部位,扩大无菌范围。

8. 更换无菌无粉手套,必要时用生理盐水冲掉手套上的滑石粉。

9. 打开 PICC 套件。

取出一个连接器(将另一个连接器妥善保存备用),2 支 20 mL 注射器抽满生理盐水,为减轻患者穿刺时的疼痛,可准备 1 支 1 mL 注射器抽取利多卡因,做局部麻醉。

10. 预冲导管。

使用 20 mL 注射器预冲导管、连接帽和肝素帽;也可将导管浸入生理盐水中。准备好穿刺针(穿刺针不需预冲)。

11. 扎止血带。

在穿刺点上方扎止血带,嘱患者握拳。

12. 静脉穿刺。

以一手固定皮肤,另一手持针穿刺,进针角度 15°～30°。穿刺见回血后将穿刺针与血管平行,继续推进 1～2 mm,然后保持针芯位置,单独向前推进插管鞘,避免由于推进钢针造成血管壁穿透。

13. 取出穿刺针。

松开止血带,嘱患者松拳,以左手食指固定插管鞘,中指压住插管鞘末端处的血管,防止出血,从插管鞘中撤出穿刺针。

14. 插入并推进导管。

固定插管鞘,将导管自插管鞘内缓慢、匀速地推进,同时嘱患者头转向穿刺侧。

15. 撤回插管鞘。

当导管置入预计长度时,在鞘的远端静脉上加压止血并固定导管,然后撤出插管鞘。

16. 撤出支撑导丝。

轻压穿刺点以保持导管的位置,缓慢地将导丝撤出。

17. 修正导管长度。

外露导管至少保留 5 cm 长度,便于安装连接器,用无菌剪刀剪断导管,注意不要剪出斜面或毛碴;并注意至少要剪掉导管原来与导丝连接的部分。

18. 安装连接器。

先将减压套筒套到导管上,再将导管连接到连接器翼形部分的金属柄上,注意一定要推进到底,导管不能起褶,将翼形部分的倒钩和减压套筒上的沟槽对齐,锁定两部分,最后进行适当的牵拉试验以确保连接器与导管锁定。

19. 抽回血和冲管。

在穿刺过程中用注射器抽吸至有回血,然后用 20 mL 生理盐水以脉冲式冲管,连接肝素帽,最后正压封管。注意:冲管必须用脉冲方式使生理盐水产生湍流,冲净导管。在注射最后 0.5 mL 生理盐水时边推注活塞边撤注射器,以正压封管。

20. 固定。

在外露导管处建议使用固定翼,使体外导管放置呈"C"或"U"形,并分别用两条脱敏胶带贴敷固定翼和连接器,其上再用透明贴膜固定,透明贴膜覆盖到连接器的翼形部分的一半,然后用脱敏胶带以碟形交叉固定连接器,最后用一条脱敏胶带横向贴敷固定。胶带固定采用高举平抬法。

21. 确定位置。

X 线拍片以确定导管位置。

22. 记录置管情况。

二、三向瓣膜 PICC 导管操作(B 超引导联合 MST 技术)

(一)目的

1. 提供中长期静脉输液通道。
2. 减少反复静脉穿刺带来的痛苦,以保护病人外周静脉。

(二)用物

表 5-3　超声引导穿刺物品

物品名称	数量	物品名称	数量
1. 治疗车	2 辆	11. 20 mL 注射器	2 支
2. 治疗台,床头柜	各 1 个	12. 1 mL 注射器	1 支
3. 一次性无菌手术衣	1 包	13. 酒精和碘伏	各 1 瓶
4. 一次性防水垫巾,纸尺	各 1 个	14. 棉签	1 包
5. 一次性无粉无菌手套	2 副	15. 一次性抗过敏胶带	1 卷

续表

物品名称	数量	物品名称	数量
6. 一次性置管包,内含自上而下顺序:治疗碗1个(含大棉球6个、止血钳和无菌镊2个),治疗巾1个,止血带1个,无菌大单1个,孔巾1个,弯盘1个(含方纱4个、手术剪1个、无菌胶贴1个、透明敷料1个)	1个	16. 弹力绷带	1包
		17. 医疗垃圾黄色桶	1个
		18. 生活垃圾黑色桶	1个
		19. 锐器桶	1个
		20. 手消	1瓶
		21. 超声机	1台
7. PICC 1根,MST套件1套,导针器套件一套		22. 耦合剂	1瓶
8. 无针输液接头	1个	23. 纸巾	1包
9. 2%利多卡因	1支	24. 记号笔	1支
10. 100 mL生理盐水	1袋		

(三)物品准备(在治疗时进行)

1. 操作者洗手,戴口罩,戴圆帽。

2. 查对医嘱执行单及知情同意书签署情况。

3. 备齐物品,检查所需物品有效期和包装完整性。

4. 两人查对,推车携用物至床旁。

(四)操作步骤

1. 拿医嘱执行单及知情同意书到床旁查对床号、姓名、腕带信息,向病人解释操作目的,并取得配合。

2. 摆体位,术肢外展与躯体呈90°。

3. 在穿刺肢体下垫一次性防水垫巾。

4. 选择穿刺部位。

用超声仪器查看双侧上臂选择最适合置管的血管:

(1)在超声探头上涂抹耦合剂。

(2)将超声探头垂直于上臂血管放置,血管成像清晰。

(3)选好血管后用记号笔在皮肤上做好标记。

5. 测量导管置入长度及臂围。

(1)从预穿刺点沿静脉走向至右胸锁关节,向下至第三肋间即为导管置入长度。

(2)在肘窝上方10 cm处测量双侧上臂围。

6. 手消。

7. 打开PICC置管包,戴无菌手套。

8. 以穿刺点为中心,75%酒精棉球消毒3遍,0.5%碘伏棉球消毒3遍,消毒范围为整臂消毒。

9. 取无菌治疗巾垫在术肢下,将无菌止血带放好。

10. 脱手套,手消。

11. 穿无菌手术衣,戴无菌手套。

12. 铺无菌大单及孔巾,覆盖术肢,暴露穿刺点。

13. 助手将2支20 mL注射器及1只1 mL注射器放入无菌区内并协助术者抽取1 mL利多卡因、20 mL生理盐水2支备用。

14. 助手打开PICC、MST套件及输液接头外包装,将其放入无菌区内。

15. 检查导管完整性并用生理盐水预冲及浸润导管减压套筒、延长管、输液接头。

16. 将预冲好的PICC导管及置管用物放于术者旁无菌区内。

17. 助手在超声探头上涂抹适量耦合剂,并协助套上无菌保护套。

18. 穿刺。

(1)选择与血管深度符合的导针架,紧密安装到探头上。将穿刺针放入导针架,针尖斜面朝向探头,确保穿刺针针尖在导针架上。将探头垂直置于预穿刺血管上,使屏幕的圆点标记在与穿刺血管中心。

(2)边看超声仪屏幕,边缓慢穿刺,边观察针鞘中的回血。

(3)见回血后,握住穿刺针,使针与导针架缓慢分离。

(4)降低穿刺针角度,将导丝沿穿刺针送入血管10～15 cm,松止血带。

(5)将穿刺针缓慢回撤,只留下导丝在血管中。

(6)在穿刺点旁局麻,从穿刺点沿导丝向外上扩皮。

(7)将扩张器及导入鞘沿导丝缓慢送入血管,并在下方垫无菌纱布。

(8)按压穿刺点及导入鞘前方,将导丝及扩张器一同撤出。

19. 固定好导入鞘,将导管沿导入鞘缓慢、匀速送入,同时嘱病人向穿刺侧转头,并将下颌贴近肩部,以防止导管误入颈内静脉,导管到达预定长度后嘱病人头恢复原位。

20. 拔出导入鞘:送管至预定长度后,撤出并远离穿刺点撕裂导入鞘。

21. 助手用超声仪检查颈内静脉,初步判断导管是否异位。

22. 撤出支撑导丝:将导管与导丝的金属柄分离,一手固定导管,一手平行缓慢撤出导丝。

23. 修剪导管长度:保留体外6 cm导管以便安装连接器,以无菌剪刀剪断导管,注意不要剪出斜面和毛碴。

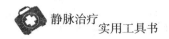

24. 安装连接器:先将导管穿过减压套筒,与延长管上的金属柄连接。注意一定要推进到底。导管不能起褶子,将翼形部分的倒钩和减压套筒上的沟槽对齐,锁定两部分。

25. 抽回血和冲封:抽回血确认穿刺成功,然后用20 mL生理盐水脉冲式冲管,导管末端连接无针输液接头,并正压封管。

26. 安装思乐扣。

(1)撕去孔巾。

(2)清洁穿刺点周围皮肤。

(3)皮肤保护剂擦拭预固定部位。

(4)调整导管位置。

(5)安装思乐扣。

27. 粘贴透明敷料:在穿刺点放置2 cm×2 cm小纱布,无张力粘贴10 cm×10 cm以上无菌透明敷料,无菌胶带蝶形交叉固定导管及透明敷料,再以胶带横向固定贴膜下缘。

28. 助手在记录胶贴上标记PICC穿刺日期、置管长度、外露、臂围、穿刺者姓名,贴于贴膜下缘。

29. 助手酌情应用弹力绷带加压包扎固定导管,协助病人取舒适卧位,整理床单位。

30. 初步整理用物,脱手套,脱手术衣,手消。

31. 向患者及家属交代置管后注意事项。

32. 推车回治疗室,整理用物,垃圾分类处理,洗手。

33. 在执行单上签名及执行时间,书写护理记录及置管维护记录,并保留导管条形编码,粘贴于知情同意书上。

34. 拍X光片,确认导管尖端位置并记录。

注意事项:

①严格遵循无菌技术及手卫生操作规程。

②超声下评估血管时,注意严格区分动静脉,避免误穿动脉。

③测量长度要准确,避免导管进入右心房引起心律失常。

④穿刺成功送入导丝时,动作轻柔,确保导丝无卷曲,导丝不得反方向送入。

⑤导丝在体外一定要预留至少15 cm,避免滑入体内。

⑥沿导丝方向扩皮,避免损伤导丝和血管。

⑦如遇送管困难,不得强行送管。

⑧应轻柔抽出去导丝,以免破坏导管及导丝的完整。

⑨禁用小于10 mL的注射器,以免损坏导管。

⑩禁止在导管上贴胶布。

⑪透明敷料应全部覆盖体外导管及导管固定器(思乐扣)。

⑫PICC置管应使用无粉无菌手套,如使用有粉无菌手套必须在接触导管前用生理盐水冲洗无菌手套并擦干。

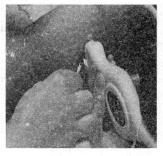

a. B超定位选择穿刺点

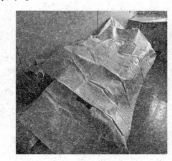

b. 建立最大化无菌屏障常规消毒

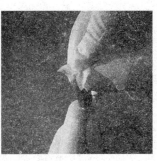

c. 安装穿刺针穿刺

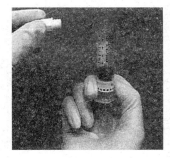

d. 分离穿刺针

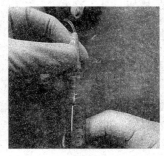

e. 局麻扩皮

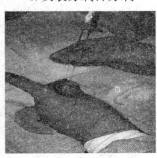

f. 安装扩张器及导入鞘

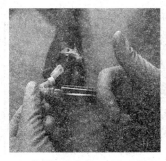

g. 螺旋方式推入导入鞘

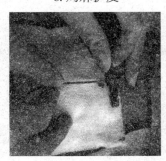

h. 撤出导丝及扩张器后送管撕裂鞘

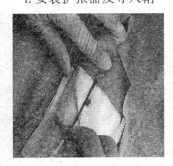

i. 拔出导入鞘,远离穿刺点

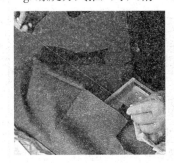

j. 撤出支撑导丝(平行移除)

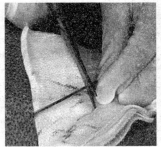

k. 修剪导管长度,保留体外6 cm

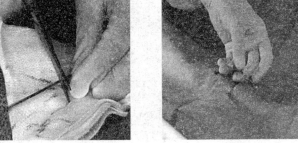

l. 安装连接器

图5-5 B超引导操作步骤

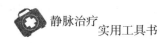
表5-4   PICC置管术(超声引导联合MST-三项瓣膜式)评分标准

内容		计分	得分
准备用物(3分)			
1	观察病人皮肤及浅表静脉情况	0.5	
2	观察病人的心理反应	0.5	
3	向病人解释留置PICC的目的、方法、置管过程及置管后应注意的事项	0.5	
4	获得医嘱及X线检查单	0.5	
5	签署知情告知书	0.5	
6	与病人交流,嘱病人排尿、排便	0.5	
操作前准备(1分)			
1	环境清洁,光线充足,保证病人舒适、安全	0.5	
2	洗手,戴口罩	0.5	
物品准备(3分)			
1	三向瓣膜式PICC套件1个	0.5	
2	无菌物品:无菌生理盐水、20 mL注射器2～3支、无菌手套2副	0.5	
3	PICC穿刺包(治疗巾3块、孔巾1块、止血钳2把、直剪1把、无菌隔离衣、无菌胶布、10*12透明敷料、纱布5块、大棉球6个、小药杯2个、弯盘2个、纸尺、止血带)	1	
4	其他必需品:基础治疗盘(含碘剂、75%酒精)、胶布	0.5	
5	根据需要准备:弹力绷带	0.5	
操作步骤(93分)			
1	洗手、戴口罩。查对医嘱和知情同意书的签署	2	
2	查对床号,姓名及腕带信息,解释操作目的及配合事项,选择静脉首选-贵要静脉	2	
3	测量定位:病人平卧,术侧手臂外展90°暴露穿刺区域,涂抹超声耦合剂,用超声系统查看双侧上臂,选择最适于置管,用记号笔标记,测量置管长度和双侧上臂围并记录。	3	
4	洗消手,打开PICC置管包,戴无菌手套	2	

续表

	内容	计分	得分
5	消毒:助手协助抬高患者置管侧手臂。用75%酒精棉球消毒3遍,整臂消毒2遍。75%酒精待干后,碘伏棉球消毒3遍(消毒方法及范围同酒精)	4	
6	手臂下垫无菌治疗巾,将无菌止血带放置手臂下,放下手臂	1	
7	脱手套,洗消手,穿无菌手术衣,更换第二副无菌手套	3	
8	铺无菌大单及孔巾,保证无菌区足够大	3	
9	按无菌原则准备注射器MST套件,透明敷料,无菌胶带等于无菌区域内。注射器抽取生理盐水,1 mL注射器抽吸2%利多卡因。用生理盐水与预冲及浸润导管,减压套筒,延长管,输液接头,检查导管完整性	2	
10	助手在超声探头上涂抹适量耦合剂,并协助罩上无菌保护套	2	
11	系止血带,保证静脉充盈	1	
12	静脉穿刺:(30分) 1. 选择与血管深度符合的导针架紧密安装到探头上 2. 边看超生仪屏幕,边缓慢穿刺,观察针鞘中的回血 3. 见回血厚后,使针与导针架缓慢分离 4. 降低穿刺针角度,将导丝炎沿穿刺针送入血管10~15 cm,松止血带 5. 将穿刺针缓慢回撤,只留下导丝在血管中 6. 在穿刺点旁局麻,从穿刺点沿导丝向外上扩皮 7. 将扩张器及导入鞘沿导丝缓慢送入血管,并在下方垫无菌纱布 8. 按压穿刺点及导入鞘前方,将导丝及扩张器一同撤出	2 3 5 4 4 4 4 4	
13	置入导管:固定好导入鞘,将导管沿导入鞘缓慢,匀速送入,同时嘱病人向穿刺侧转头,并将下颌贴近肩部,以防止导管误入颈内静脉,导管到达预定长度嘱病人头恢复原位	6	
14	退出导入鞘:送管至预定长度后,撤出并远离穿刺点撕裂导入鞘	4	
15	助手用超声检查颈内静脉初步判断导管是否异位	2	
16	撤出支撑导丝:将导管与支撑导丝的金属柄分离,平直撤出支撑导丝,移去导丝时要缓慢匀速	2	
17	修剪导管长度:保留体外6 cm导管以便安装连接器,用无菌直剪与导管保持直角剪断导管,注意不要剪出斜面或毛碴	2	

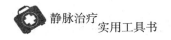

续表

	内容	计分	得分
18	安装减压套筒及延长管:将导管穿过减压套筒与延长管上的金属柄连接,注意一定要推进到底,导管不能起摺,将翼形部分的倒勾和减压套筒上的沟槽对齐,锁定两部分	5	
19	抽回血和冲管:抽回血确定穿刺成功后,用10 mL生理盐水脉冲方式冲管,导管末端连接输液接头,并正压封管	4	
20	安装导管固定器:①撕去孔巾;②清洁穿侧穿刺点的周围皮肤;③调整导管位置;④安装思乐扣	4	
21	粘贴透明敷料:在穿刺点放置2 cm×2 cm小纱布,无张力粘帖10 cm×10 cm以上无菌透明敷料,无菌胶带蝶形交叉固定导管及透明敷料,再以胶带横向固定贴膜下缘	2	
22	整理用物:脱手套,助手在胶布上注明PICC穿刺日期,根据需要弹力绷带包扎	2	
23	向患者及家属交代置管后注意事项	1	
24	确定导管位置:拍X线片确定导管尖端位置	1	
25	术后记录:①置入导管的长度,X线胸片显示的导管位置;②导管的型号,规格,批号;③所穿刺的静脉名称,臂围;④穿刺过程描述是否顺利,患者有无不适的主诉等	3	

三、PICC腔内心电图定位的操作步骤

表5-5　PICC腔内心电图定位的操作步骤

步骤	要点与说明
1. 评估及教育 (1)核对医嘱,查看患者相关化验报告 (2)评估患者病情,治疗方案,穿刺部位皮肤。双上肢血管情况,选择最佳穿刺血管及心理评估 (3)向患者说明:置管操作过程,导管维护,可能发生的并发症、费用,取得患者的知情同意,并在知情同意书上签字 (4)询问过敏史 (5)嘱患者排便,并清洁双上肢	贵要静脉(首选),肘正中静脉(次选),头静脉(第三选择),右上肢优于左上肢 患者紧张时血管收缩

续表

步骤	要点与说明
2. 物品准备 (1)PICC导管包,包括:导管、穿刺针、无菌导联线,心内连接转换器 (2)穿刺包。包括:治疗巾3块,孔巾1块,纱布数块,棉签1包,20 mL注射器2支 (3)0.9%氯化钠溶液100 mL,稀释肝素液(0～10 U/mL),消毒剂(75%乙醇,络合碘消毒液) (4)无菌手套2副,一次性无菌隔离衣和手术衣 (5)无针输液接头 (6)无菌敷料 (7)测量尺,止血带,胶带,心电监护仪,电极片	根据所应用的PICC导管配置相应的PICC穿刺包
3. 心电监护测量与再宣教 (1)连接心电监护仪的3个标准导联,转换接头上的红色导联连在患者右肩 (2)向患者解释,核对患者姓名,病案号等腕带信息,安置患者体位(半卧位或半坐卧位),在预穿刺部位上方扎止血带,再次评估患者的血管情况,松开止血带 (3)手臂外展与躯干呈90°,测量双上臂中段(臂围基础值),一般选择肘窝中部上方10 cm处臂围大小,新生儿及小儿同样测量双臂臂围 (4)测量导管尖端所在的位置,上腔静脉测量法,一般选择从预穿刺点沿静脉走向量至右胸锁关节在再向下至第三肋间隙(或从预穿刺点沿静脉走向测量至右胸锁关节再加3 cm) (5)向患者示范及宣教偏头的动作,即将头部转向穿刺侧,下颌贴近肩部	调节监护仪显示二导联心电监测并记录
4. 建立无菌区 (1)打开PICC穿刺包,戴无菌手套 (2)将第一块治疗巾垫于患者的手臂下	严格无菌操作
5. 消毒穿刺点 (1)按照无菌原则消毒穿刺点,范围20 cm×20 cm (2)先用75%乙醇清洁脱脂棉消毒3遍,再用络合碘消毒液消毒3遍,让两种消毒剂自然干燥脱手套 (3)穿无菌隔离衣和手术衣,戴无菌手套,并用0.9%氯化钠溶液洗净手套滑石粉 (4)铺孔巾及治疗巾,扩大无菌区	消毒面积直径大于20 cm×20 cm,擦拭时间不少于30 s 有条件时,使用氯己定消毒剂

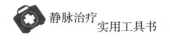

续表

步骤	要点与说明
6. 预冲导管及穿刺 (1)打开 PICC 导管套件,检查并有序摆放导管及相关配件 (2)用 10 mL 以上注射器抽吸 0.9% 氯化钠溶液,连接 T 型亲水性导丝预冲 PICC 导管内,并冲洗润滑 PICC 导管外及输液接头 (3)于穿刺点上方扎止血带,并指导患者握拳,使静脉充盈 (4)去掉穿刺针前端保护套进行穿刺 (5)确认回血,立即降低穿刺角度,再进入少许,进一步推进导入鞘,确保导入鞘进入静脉	PICC 导管套件内物品位置,可因个人习惯而不同 穿刺时,穿刺针与穿刺部位保持 $10°\sim30°$
7. 退针 (1)松开止血带,指导患者松拳 (2)左手示指固定导入壳鞘避免移动 (3)中指轻压导入鞘尖端所处上端的血管上,减少血液流出 (4)按住白色针尖保护按钮,从导入鞘中安全退出穿刺针,确认穿刺针回缩至针尖保护套中,将针尖保护套放入指定的锐器收集盒 (5)连接黄色衔接器和红色保护套接口	掌握中指压迫血管上方的技巧
8. 送管与退鞘 (1)左手拇指固定红色保护套接口 (2)插入并缓慢推进导管 $20\sim30$ cm,嘱咐患者向穿刺一侧转头,低头 (3)打开转换适配器开关,连接无菌导线:一头与导丝末端相连,另一端与转换适配器接头相连 (4)边送管边观测监护仪屏幕上患者 P 波的变化,当 P 波开始高尖后,后撤导管至 P 波正常,再后退 $1\sim2$ cm,此时导管头端定位于上腔静脉距离右心房汇合处 2 cm 处 (5)送管至预测长度后断开无菌导线的连接,并褪保护套,左手按压固定导管 (6)撤出并撕裂插管鞘,注意按压穿刺点 (7)分离黄色连接器,手法正确,出血少	当导管送入 $20\sim30$ cm 时,指导患者配合做偏头动作

续表

步骤	要点与说明
9. 移出导丝 (1)一手固定导管末端,一手移出导丝,移出导丝时,动作宜轻柔、缓慢,若导管呈串珠样皱褶改变,表明有阻力 (2)一旦导丝撤离,再将导管推进到预计位置	禁止暴力抽出导丝,阻力能破坏导管及导丝的完整性,如遇阻力和导管呈串珠样皱褶,应立即停止抽取导丝,并使导管恢复原状,然后连同导管导丝一起退出约1 cm再试着抽出导丝。重复这样的过程,直到导丝较容易地移去
10. 抽吸与封管 (1)用0.9%氯化钠溶液注射器抽吸回血,并注入0.9%氯化钠溶液确定是否通畅 (2)连接正压接头和肝素帽 (3)用0.9%氯化钠溶液和肝素液脉冲正压封管,如须立即输液可直接输液	应使用10 mL以上注射器。因小直径注射器可能造成高压,使导管发生破裂
11. 固定导管 (1)在穿刺点上方放置一小块纱布吸收渗血,将体外导管放置成钝角S形和形型弯曲,在连接柄上贴胶布 (2)覆盖透明贴膜在导管及穿刺部位,贴膜下缘与连接柄下缘平齐 (3)用第二条胶带在连接柄远侧交叉固定导管 (4)第三条胶带在固定连接柄,并注明置管日期、时间及置管人签名 (5)如进行输液时,妥善固定外露的延长管使患者感觉舒适	导管的体外部分必须有效固定,任何移动都意味着导管尖端位置的改变
12. 影像定位 (1)通过X线拍片确定导管尖端位置 (2)将影像结果资料放入患者病历中保存	
13. 记录与宣教 (1)做好PICC置管相关记录 (2)发放"患者教育手册"宣教PICC目的、注意事项	记录应根据医院护理部护理文书书写标准 患者宣教应因人而异,灵活多样

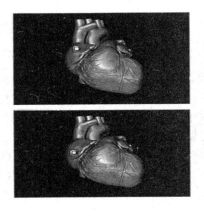

上腔静脉右心房交界处

右心房内

a

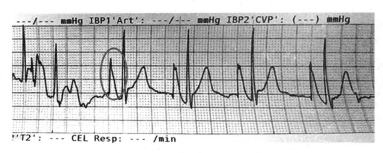

b. 导管位于上腔静脉下 1/3 状态下 P 波

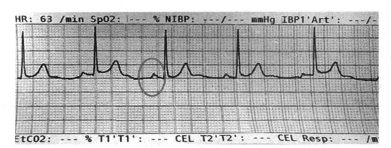

c. 无导管状态下 P 波

图5-6　不同位置的心电示意图

第四节 PICC维护技术

PICC穿刺后的维护质量直接影响导管留置的安全性及使用期限,PICC维护的每一个步骤都非常重要。据统计,在导管留置期间超过一周后,由于输液接口导致的导管相关血流感染占51%,与不规范的操作有很大关系,因此,加强留置期间的维护和管理,规范操作流程,对有效地预防和降低PICC穿刺后的相关并发症的发生是非常重要的。

一、冲洗导管

(一)目 的

确保静脉导管的通畅,预防不相容的药物、液体在导管内混合、冲洗反流到导管的血液,防止长期不使用导管引起的堵塞。

(二)冲洗的时刻

1. 输血或血制品及输注TPN前后。

2. 通过静脉导管采血后。

3. 输注不相容液体或药物。

4. 输注药物前后。

5. 持续性治疗结束,进入治疗间歇期,每7天1次。

(三)操作要点

1. 生理盐水用量。

(1)成人用量:20 mL。

(2)儿童用量:6 mL。

(3)特别限制生理盐水用量病人减半。

2. 预冲式导管使用。

向上推动导管冲洗器芯杆(不要拧开白色推帽),听到"咔哒"声后立即停止,安全卡环启动;拧开预冲式冲洗器上的推帽,垂直手持冲洗器排气。

3. 冲管时用大鱼际顶住注射器活塞,采用推一下停一下的方法(1 mL/s)。

常用封管液:肝素盐水。

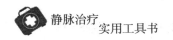

肝素盐水的浓度:PICC及CVC可用0～10 U/mL。

肝素钠盐水的配置方法:100 mL生理盐水+肝素钠0.16 mL=10 U/mL;250 mL生理盐水+肝素钠0.4 mL=10 U/mL。

(四)注意事项

1.除用三向瓣膜的导管外,所有的中心静脉导管封管液需采用稀释肝素溶液(肝素的使用量应当综合考虑患者凝血状况,以不引起凝血为原则),当患者凝血功能障碍时,可用生理盐水封管。

2.阻塞的PICC导管用力推注可致导管破裂和血栓意外,如遇阻力应立即放弃注射并通知医生,禁止用力注射任何液体。

3.硅胶材质PICC导管推荐使用10 mL以上注射器(禁止使用小于10 mL以下的注射器),尽量使用一次性预冲式冲洗器,无针连接,减少人工配置的污染率。正确的冲管禁止用小于10 mL针筒,不要用力冲管。

表5-6　各种型号注射器的压力

Size(规格)	Full(满的)	Empty(空的)
1 cc	大于300 psi	120～150 psi
3 cc	大于40 psi	25 psi
5 cc	大于40 psi	15 psi
10 cc	小于25 psi	10 psi

当前BD的导管都经过40～55 psi测度。

实验室数据提示:对导管施加压力进行冲管,10 mL设计可能产生高压,使导管破裂。

4.判断导管功能。抽回血时,速度要慢,抽到延长管可见血即可,不可抽到输液接头及注射器内。

5.应该选择一个透明的输液接头。透明外壳可以有助于医护人员确定是否进行了有效冲洗。

6.不可用混有血液和药液的混合盐水进行冲管。

7.如果经导管内抽血、输血,输注其他黏滞性液体(脂肪乳、蛋白、TPN、甘露醇),必须手动脉冲式冲管后再输注其他液体,不能依靠重力进行冲管。

封管:防止血液回流入导管尖端,导致导管阻塞。

封管时刻:输注药物结束后,治疗间歇期冲管后。

注意

①液量:美国INS推荐两倍于导管+辅助延长管容积。PICC(4FY)+延长管容

积×2=3.66 mL。

②使用SASH顺序封管:生理盐水,药物,生理盐水,肝素钠封管液。

③方法:在注射器内还剩0.5~1 mL封管液时以边推注药物边退针的方法,拔除注射器(推液速度要大于拔针速度,注射器的乳头处于少量出水状态达到正压封管效果),夹闭夹子保证延长管系统内正压。

④硅胶材质的导管严禁用于放射造影的注射泵。

二、敷贴的更换

(一)目的

保持无菌状态,防止感染。

(二)更换时刻

应每日观察穿刺点及周围皮肤的完整性。

1.无菌透明敷料应至少7天更换1次,无菌纱布敷料应至少2天更换1次;若穿刺部位发生渗液渗血时应及时更换敷料;穿刺部位的敷料发生松动、污染等完整性受损时应立即更换。

2.纱布及纱布用于无菌薄膜敷贴下的敷贴形式(等同于纱布敷料)应每48 h更换敷贴。

(三)操作方法

1.评估。
每天对穿刺点进行视诊和触诊,了解有无触痛和感染迹象。

2.撕除。
一只手以穿刺点为中心,轻按穿刺点,一只手将贴膜从四周向中心从下向上移除(零角度,由下往上撕,以免将导管带出),检查穿刺点周围皮肤有无发红、肿胀、有无渗出物。观察外露导管的长度,注意导管有无滑出或回缩。

3.消毒。
患者手臂下垫治疗巾,以穿刺点为中心达到10 cm×12 cm以上,先酒精,后碘伏,由内向外螺旋式擦拭消毒各3次。

4.自然垂放。
无张力粘敷贴,注意穿刺点应可能在透明敷贴的中央;用大拇指及食指指腹捏牢突出导管周围,自内向外按压整片敷料,使皮肤与贴膜充分接触,最后边去除边框边按压。

5.标注。
更换敷贴时间和操作者姓名(缩写名)。

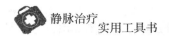

（四）注意事项

1. 一定使用零角度揭除敷料，不可有角度，会损伤贴膜下皮肤，同时造成患者疼痛。

2. 揭除敷料时，手不可触碰到贴膜以下的任何皮肤，特别是导管。

3. 贴放敷料时必须采用无张力，不可给病人造成压伤。敷料中心对准穿刺点，同时要将思乐扣全部覆盖在贴膜内，不能使用小贴膜，建议使用10 cm×12 cm贴膜。

4. 对贴膜下的凸出的部分，要充分进行塑形使导管固定妥当，按压四周时，要顺应患者皮肤按压，勿用点状手法，以免产生气泡。

5. 不要将胶布直接贴到导管上，贴膜上方不要使用胶布对外露导管进行加强固定，避免在输液过程中非正常维护时段引起贴膜完整性损害，增加患者维护频次。

三、更换正压接头

2011版CDC指南：

——使用无针连接系统时，正压输液接头要优于机械阀输液接头，因为机械阀接头可能增加感染风险。

2011版INS指南：

——所有的附加装置应该使用螺口连接，以保证安全连接。

（一）目的

保证导管通畅，防堵塞，避免松脱，预防感染。

——使用无针连接系统时，分隔膜式恒压输液接头要优于机械阀输液接头，因为机械阀接头可增加感染风险。

（二）更换时刻

1. 至少每7天更换1次。

2. 肝素帽的完整性有破损时。

3. 经由肝素帽采血后如不能将肝素帽内的残存血液全部清除时。

4. 任何原因取下肝素帽时。

（三）操作方法

1. 用力摩擦消毒接头不少于15 s或15遍（路厄式接头、横截面及侧面），用生理盐水脉冲式冲管。

2. 将排尽空气的注射器乳头直插入分隔膜接头内，预冲整个接头，充满。

（四）注意事项

1. 建议使用一次性单包装的乙醇（酒精）棉球包裹接头的横切面及外围进行旋

转摩擦消毒。

2. 为无针连接,若试过针头连接则应该进行更换;如遇到污染回血、开裂必须更换。

3. 如为前端开口的导管,分离接头前应将导管返折或安全夹关闭,防止空气进入。

4. 为最大程度减少血液回流,脱开注射器前夹紧延长管上的夹子,然后一手握接头,一手用直出拔出注射器乳头,拔出时避免角度。

四、思乐扣更换

(一)目的

有效固定导管,防止导管脱落及自由进出血管。

(二)操作方法

1. 拆除旧思乐扣。

(1)脱离:轻轻打开锁扣,小心从锁扣上移开导管。

(2)卸除:用酒精浸润、溶解思乐扣固定装置下方的粘合剂,直至将思乐扣固定装置从皮肤上移开。

2. 安装思乐扣(使用思乐扣固定法)。

(1)在摆放思乐扣处均匀涂抹一层皮肤保护剂,待干15 s或至不粘手套为止。

(2)按思乐扣上箭头所示方向(箭头指向穿刺点),导管装在思乐扣立柱上,锁定纽扣。

(3)依次撕除思乐扣的背胶纸,将思乐扣贴在皮肤上。

(4)导管出皮肤处逆血管方向摆放弧形("L"或"U"型)

五、PICC拔管

(一)拔管时间

1. 治疗完全结束时。

2. 疑发生导管相关性血流感染或其他并发症时。

3. 导管尖端位置不能满足治疗需要时。

(二)操作方法

1. 评估患者全身及局部情况,签拔管知情同意书。

2. 协助病人取舒适体位,穿刺手臂外展与躯体成45°～90°,上肢低于心脏水平。

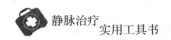

3. 按无菌技术打开一次性换药包,将自粘辅料、3个2%的强力碘伏棉签放入换药盘内。

4. 垫一治疗巾,放止血带;撕除旧贴膜,在消毒皮肤处以顺时针和逆时针方向交替消毒3遍,消毒范围为穿刺点上下10 cm。

5. 拔除时轻柔,适度用力,动作不宜粗暴,手不要按压穿刺点(以免把一些血栓和纤维蛋白鞘遗留在体内),平行方向,用无菌棉签卷住导管的尾部(棉签距穿刺点的距离永远不要大于5 cm),沿直线缓慢向外拔出,每次拔出2～3 cm。

6. 如遇到阻力,应立即停止撤管,不得强行拔除,可暂时固定导管,给予热敷,直至导管松动,再继续撤管。

7. 拔管后应用无菌纱布覆盖穿刺点伤口,导管拔出后局部压迫2～5 min,用透明密闭敷贴覆盖穿刺点24 h。

8. 怀疑出现导管相关性感染时,应对导管尖端5～10 cm处进行细菌培养(注意拔管时无污染)。

(三)PICC拔管流程

评估患者情况,签拔管知情同意书,取舒适位(外展,低于心脏),打开换药包,放止血带,撕去贴膜,消毒皮肤,缓慢平行静脉拔出,无菌油纱布覆盖(或自粘胶布覆盖),检查导管完整性,交代注意事项。

六、拔管注意事项

(一)警惕血栓脱落

拔管前先用生理盐水冲管,另外观察置管侧手臂有无肿胀、疼痛,测量臂围,和置管前数据比较,如果出现以上两种情况之一,建议病人做血管彩超,判断有无血栓以及血栓的大小,如果有血栓,及时请血管外科会诊,确诊拔管的时机,必要时需要外科处理主干血管内大的血栓。

(二)预防导管断裂

拔管前把止血带放于病人PICC穿刺点以上的上臂下,一旦发生导管断裂,立即系止血带,防止断裂的导管随着血流进入心脏。

拔管时,让病人的上臂尽量外展。和血管平行的角度并始终保持缓慢、温和、持续地往外牵拉导管,速度以2～3 cm/min为宜。如果感觉有阻力,不可暴力拔管,要停止拔管,热敷20～30 min后再继续操作。

拔出导管后要评估导管的完整性,要测量导管的长度,与原始置管长度比较,以保证导管已全部拔出。

（三）预防空气栓塞

拔管时要让患者置管的肢体尤其是穿刺点位置要低于心脏水平，导管快拔出体位的刹那间让患者憋气，直至压闭该静脉。用无菌纱布覆盖，再贴无菌透明敷料。

第五节　PICC使用方法

一、经PICC静脉输液

经PICC静脉输液是指药物经外周置入中心静脉导管输入人体内的过程。

（一）使用步骤

1. 每次输液前使用10 mL以上注射器抽吸0.9%氯化钠溶液或直接用5 mL以上预冲式导管，注射器进行脉冲式冲管。

2. 确保导管顺畅后连接输液器，打开开关进行静脉输液。

3. 停止输液时用10 mL以上注射器抽吸0.9%氯化钠溶液20 mL进行脉冲式冲洗导管，剩余0.5～1 mL时边直推边后退分离注射器使延长管和输液接头内充满0.9%氯化钠溶液（正压封管）。

（二）注意事项

经PICC输液时，应加强巡视，防止导管和输液器脱开，液体外溢。如果PICC为前段开口式，建议使用正压接头或0～10 U/mL的肝素液正压封管。

二、经PICC静脉输血

经PICC静脉输血是指血液或血制品经外周置入中心静脉导管输入人体内的过程。

（一）使用步骤

1. 使用前，使用10 mL以上注射器抽吸0.9%化钠溶液进行脉冲式冲管。

2. 确保导管顺畅后连接输血器，打开开关进行静脉输血。

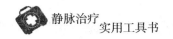

3. 停止输血时用 20 mL 以上注射器抽吸 0.9% 氯化钠溶液进行脉冲式冲管,剩余 0.5 ~ 1 mL 时边直推边后退,分离注射器。使延长管、肝素帽或正压接头内充满 0.9% 氯化钠溶液(正压封管)。

(二)注意事项

经 PICC 输血时,应加强巡视,防止导管与输血器脱开,血液外溢,输血及输入大分子、高黏稠药品后绝对不能用静滴或推注的方式冲管代替脉冲式冲管及正压封管。另外,如果肝素帽内的血液未完全冲洗干净,应立即更换。

三、经 PICC 泵入液体

经 PICC 泵入液体是指对输液速度和时间有特殊要求的药物通过电子泵和便携式化疗泵经外周置入中心静脉导管输入人体内的过程。

(一)使用步骤

1. 连接前使用 10 mL 以上注射器抽吸 0.9% 氯化钠溶液进行脉冲式冲管。

2. 确保导管顺畅后,将已配置好的药液正确调节好输注数据的电子泵和便携式的化疗泵排气后接上 PICC,打开开关,进行液体泵入。

3. 电子泵和便携式化疗泵停止输液时,用 10 mL 以上注射器抽吸 0.9% 氯化钠溶液,进行脉冲式封管后再连接其他输液管道。

(二)注意事项

应用 PICC,配合电子泵或便携式化疗泵泵入药物时,应加强巡视,观察导管与泵是否脱开,防止药液外溢现象发生。

1. 注意化疗泵与 PICC 连接处及各处开关是否打开、连接好,泵是否固定好,以防牵拉导致 PICC 移位和堵塞等影响泵正常运行。

2. 电子泵和便携式化疗泵输注化疗药和其他药物时,连续输注 12 h 应该用 10 mL 以上注射器抽吸 0.9% 氯化钠溶液予 PICC 脉冲式冲管 1 次,防堵管。

四、经 PICC 采集血标本

经 PICC 采集血标本是指经外周置入中心静脉导管采取人体内血液标本用于检查和进行血液培养。

(一)使用步骤

1. 在 PICC 未输液或暂停输液时,使用 10 mL 以上注射器抽吸 0.9% 氯化钠溶液脉冲式冲管,停留 20 min 后回抽 5 mL 血弃之(如需抽血做血培养,不必弃之)。

2. 用另一注射器抽取所需剂量血标本。

3. 抽血后用20 mL以上注射器抽吸0.9%氯化钠溶液脉冲式冲洗导管,使血液全部进入血管,导管冲洗干净为止。

（二）注意事项

如果肝素帽内的血液未完全冲洗干净,应立即更换。也有另外一种方法,采血前使用10 U/mL肝素液正压封管6 h以上,再使用10 mL以上注射器抽吸0.9%氯化钠溶液脉冲式冲管。停留20 min后,回抽1~2 mL血弃之。然后用另一注射器抽取血标本,抽血后也使用20 mL以上注射器抽吸0.9%氯化钠溶液进行脉冲式冲洗导管。相关报道显示,以上两种方法采血,采血结果差异无统计学意义,PICC并发症发生率无差异。

第六节　PICC标准维护程序

一、三向瓣膜式标准程序

（一）评估

观察穿刺点有无发红、肿胀、渗血及渗液,导管有无移动,贴膜有无潮湿、脱落、污染、是否到期。

（二）物品准备

表5-7　三向瓣膜式标准程序所需物品

物品名称	数量	物品名称	数量
1. PICC换药包（从上至下摆放：垫巾1个、纸尺1个、手套1副、酒精棉片1包、纱布2片、手套1副、酒精棒1包、碘伏棒1包、敷贴胶布2片、透明敷贴10 cm×10 cm以上1片）	1个	5.思乐扣	1个
		6.输液接头	1个
		7.75%酒精	1瓶
		8.无菌棉签	1包
		9.污物罐	1包
		10.锐器盒	1个

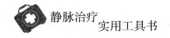

续表

物品名称	数量	物品名称	数量
2. 10 mL预充注射器	2支	11. 手消液	1瓶
3. 生理盐水10 mL	2支	12. 油性签字笔	1支
4. 肝素盐水(0~10 U/mL)	1袋	13. 治疗盘	1个

(三)操作步骤:更换输液接头 → 冲洗导管 →更换透明敷料 →思乐扣

1. 洗手,戴口罩,查对医嘱维护手册并打铅笔勾。

2. 检查无菌物品有效期,两人查对。

3. 携用物至病人床旁,进行查对,向病人解释操作目的,取得配合。

4. 评估(输液接头、穿刺点、敷料)。

5. 打开换药包,在穿刺肢体下铺垫巾。

6. 用皮尺测量肘窝(肘横纹)上方10 cm处臂围。

7. 揭开固定输液接头的胶布,如有胶痕给予清除,用酒精棉签清洁输液接头下皮肤。

8. 手消毒。

9. 打开预冲注射器,释放压力(或按照无菌操作方法抽取生理盐水),连接新输液接头,预冲输液接头待用。

10. 更换输液接头。

(1)卸下输液接头。

(2)手消毒。

(3)戴手套,打开酒精棉片包,用酒精棉片消毒厄式接头横切面及侧面,给予用力多方位擦拭15 s。

(4)连接新的输液接头。

11. 冲洗导管。

(1)回抽回血,判断导管的通畅性。

(2)用预充注射器(或抽好10 mL生理盐水注射器)脉冲方式冲洗导管。

(3)实行正压封管。

(4)脱手套。

12. 更换透明敷料。

(1)去除透明敷料外胶布。

(2)零角度平拉敷料。

（3）自下而上去除原有透明敷料。

（4）用酒精棉签充分浸润、溶解思乐扣固定装置下方的粘合剂。

（5）手消毒。

（6）将思乐扣投入换药包内。

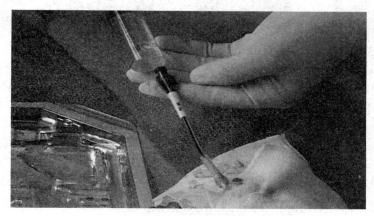

图5-7 抽回血示意图

（7）再戴手套，拆除旧思乐扣：脱离，卸除。

脱离：轻轻打开锁扣，小心从锁扣上移开导管。

卸除：将思乐扣固定装置从皮肤上移开。

打开锁扣 → 移除导管 → 酒精浸润，从皮肤上移开

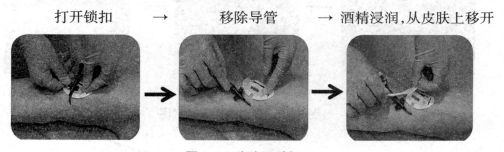

图5-8 移除思乐扣

（8）左手持纱布覆盖在输液接头轻向上提起导管，右手持酒精棉棒一根，避开穿刺点直径1 cm处，顺时针去脂、消毒，范围：从穿刺点为中心直径上下各10 cm（大于贴膜的面积）再取第二、三根酒精棉棒同样的方法逆、顺时针消毒皮肤。

（9）酒精完全待干后，取碘伏棉棒一根，放平导管以穿刺点为中心顺时针消毒皮肤及导管，取第二、三根碘伏棉棒同样的方法逆、顺时针消毒皮肤及导管，范围：以穿刺点为中心直径上下各10 cm（或略小于酒精消毒面积）。

（10）使用思乐扣固定方法：4P法——皮肤处理，按压，撕开，贴放，消毒皮肤完全带待干。

安装思乐扣（使用思乐扣固定法），如图5-9所示。

涂皮肤保护剂 →	按压 →	撕开 →	贴放

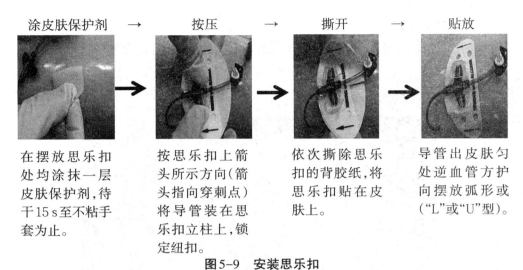

| 在摆放思乐扣处均涂抹一层皮肤保护剂,待干15 s至不粘手套为止。 | 按思乐扣上箭头所示方向(箭头指向穿刺点)将导管装在思乐扣立柱上,锁定纽扣。 | 依次撕除思乐扣的背胶纸,将思乐扣贴在皮肤上。 | 导管出皮肤匀处逆血管方向摆放弧形或("L"或"U"型)。 |

图5-9 安装思乐扣

(11)10 cm×10 cm以上透明敷料无张力黏贴,透明敷料应完全覆盖住思乐扣,胶布蝶形交叉固定在贴膜下缘,再以胶布横向固定蝶形交叉。胶带横向固定延长管,在记录胶带上标注操作者姓名及日期、PICC名称,贴于透明敷料下或上缘。

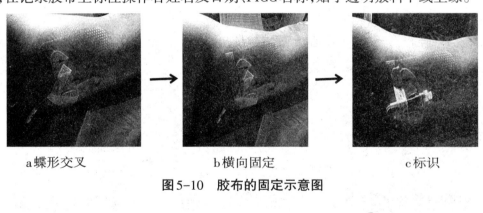

a蝶形交叉　　　　　　　b横向固定　　　　　　　c标识

图5-10 胶布的固定示意图

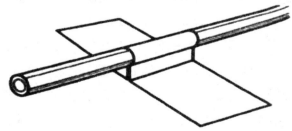

图5-11 高举平台法

13. 整理用物,脱无菌手套。

14. 整理床单位,向病人交待注意事项。

15. 洗手。

16. 回治疗室,在维护单上签名字及时间,填写PICC维护记录单。

（四）注意事项

1. 禁止使用小于10 mL的注射器冲管，给药。

2. 抽回血不可抽至输液接头及注射器内。

3. 要采用脉冲式冲管，正压封管，以防止血液返流进入导管。

4. 可以加压输液和输液泵给药，但不能用高压注射泵推注造影剂。

5. 去除敷料时要自下而上，切忌将导管带出体外，去除敷料时尽可能不要污染贴膜下皮肤及导管。

6. 勿用酒精棉签直接消毒穿刺点。

7. 体外导管放置呈弯曲，以降低导管张力，避免导管移动。

8. 严格无菌操作，敷料要完全覆盖体外导管，以免引起感染。

9. 如发现污染，患者出汗多及敷料卷边时，应及时更换透明敷料。

10. 使用碘伏消毒剂，一定要完全待干后再覆盖敷料。

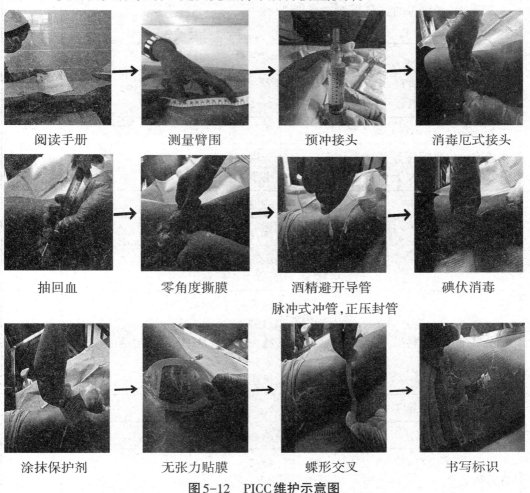

阅读手册　　　　测量臂围　　　　预冲接头　　　消毒厄式接头

抽回血　　　　零角度撕膜　　　酒精避开导管　　　碘伏消毒
　　　　　　　　　　　　　脉冲式冲管，正压封管

涂抹保护剂　　　无张力贴膜　　　蝶形交叉　　　书写标识

图5-12　PICC维护示意图

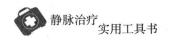

表5-8 PICC维护(三向瓣膜式)质量评分表

姓名　　　　　　日期　　　　　　　考核者　　　　　成绩

操作程序	扣分标准	实际扣分
着装、仪表、举止符合要求	着装不符合要求 -1	
洗手、戴口罩	六步洗手法不正确 -2	
查对PICC维护手册及维护单 查对各项无菌物品	未查对记录单-1,未查对维护手册(臂围、刻度)-1,未检查无菌物品-2(漏一项-0.5)	
查对床号、姓名、解释	未查对床号、姓名-1,未解释-2	
打开换药包	过程中污染-2	
在穿刺肢体下放垫巾	未放置垫巾-2	
测量上臂围	未测量上臂围或测量方法不正确-2	
揭开固定输液接头的胶布 去除胶痕清洁皮肤	未清除胶痕-2 未清洁接头下皮肤-2	
手消毒	未进行手消毒-1	
取出预冲注射器,释放阻力 安装输液接头排气备用	未释放阻力-2 未预冲接头(或污染接头)-2	
卸下旧接头后手消毒并戴手套	未卸旧接头-2,未手消毒-1,手套污染-2	
酒精棉片包裹消毒导管接头, 用力多方位擦拭大于15 s	未消毒接头横截面-1 擦拭时间小于15 s -2	
评估导管	未抽回血-2,抽回血不正确-2	
冲洗导管	脉冲式冲洗方法不正确 -4	
正压封管	未做到正压封管 -2 接头、延长管不正确夹闭 -2	
去除原有透明敷料	一只手拇指未轻压穿刺点 -1 污染穿刺点-2 零角度平拉去除原有透明敷料方法不正确 -2 未去除思乐扣黏胶-2 手指触及思乐扣-1	
观察穿刺点有无异常	未观察 -2	
手消毒	未进行手消毒 -1	
在PICC换药包内放置思乐扣 戴无菌手套	过程中污染-2 手套污染-2	

续表

操作程序	扣分标准	实际扣分
思乐扣卸除:2D法	未先移开PICC导管-2 未卸除思乐扣-2 移除时手套污染-2	
酒精脱脂消毒	未提起导管(或导管提拉过高)-2 未避开穿刺点-2 消毒面积过小-2 无菌纱布覆盖提拉接头时手套污染-2	
碘伏消毒	未以穿刺点为中心-2 未放平导管-2 未翻转导管擦拭-2 未擦拭到固定翼-2 消毒范围小于敷料范围-2	
调整导管位置	导管位置不当-2	
思乐扣固定:4P法	4P法不正确(皮肤处理、按压、撕开、贴放)-4 (每步骤1分) 透明敷料无张力放置不正确-2 思乐扣未完全覆盖-2 透明敷料位置、塑形、整片及边缘按压-2 蝶形交叉固定方法不正确-1 输液接头未固定-1 安装思乐扣前手套污染-2	
标注导管类型、日期、贴于透明敷料下缘	未标注姓名日期、PICC名称-1 位置不正确-1	
整理用物	未按垃圾分类处理原则整理用物-2	
脱无菌手套	方法不正确-1	
交待注意事项	未交待注意事项(或不全)-2	
洗手,填写导管维护记录单	未洗手-1,未填写-1	
全部操作应于15 min内完成	超时每1 min-1	
总分:100分		

二、PICC维护(前端开口可修剪式)标准程序

(一)评估

观察穿刺点有无发红、肿胀、渗血及渗液,导管有无移动,贴膜有无潮湿、脱落、

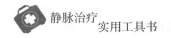

污染,是否到期。

(二)物品准备

表5-9 PICC维护所需物品

物品名称	数量	物品名称	数量
1. PICC换药包(从上至下摆放:垫巾1个、纸尺1个、手套1副、酒精棉片1包、纱布2片、手套1副、酒精棒1包、碘伏棒1包、敷贴胶布2片、透明敷贴10 cm×10 cm以上1片)	1个	5.思乐扣	1个
		6.输液接头	1个
		7. 75%酒精	1瓶
		8.无菌棉签	1包
		9.锐器盒	1包
2. 10 mL预充注射器	2支	10.手消液	1个
3. 生理盐水10 mL	2支	11.油性签字笔	1支
4. 肝素盐水(0～10 U/mL)	1袋	12.治疗盘	1个

(三)操作步骤:更换输液接头 → 冲洗导管 → 更换透明敷料 → 思乐扣

1. 洗手,戴口罩,查对医嘱维护手册并打铅笔勾。

2. 检查无菌物品有效期,两人查对。

3. 携用物至病人床旁,进行查对,向病人解释操作目的,取得配合。

4. 评估(输液接头穿刺点,敷料)。

5. 打开换药包,在穿刺肢体下铺垫巾。

6. 用皮尺测量肘窝(肘横纹)上方10 cm处臂围。

7. 揭开固定输液接头的胶布,如有胶痕给予清除,用酒精棉签清洁输液接头下皮肤。

8. 手消毒。

9. 打开预冲注射器,释放压力(或按照无菌操作方法抽取生理盐水),连接新输液接头,预冲输液接头待用。

10. 更换输液接头。

(1)卸下旧输液接头。

(2)手消毒。

(3)戴手套,打开酒精棉片包,用酒精棉片消毒厄式接头横切面及侧面,给予用力多方位擦拭15 s。

(4)连接新的输液接头。

11. 冲洗导管。

（1）回抽回血，判断导管的通畅性。

（2）用预充注射器（或抽好10 mL生理盐水注射器）脉冲方式冲洗导管。

（3）正压封管（注射器内剩余0.5～1 mL生理盐水，分离注射器的同时夹闭封管夹）。

（4）脱手套。

12. 更换透明敷料。

（1）去除透明敷料外胶布，零角度平拉敷料。

（2）自下而上去除原有透明敷料。

（3）用酒精棉签充分浸润、溶解思乐扣固定装置下方的粘合剂。

（4）手消毒。

（5）将思乐扣投入换药包内。

（6）再戴手套。

拆除旧思乐扣：2D-脱离，卸除。

脱离：轻轻打开锁扣，小心从锁扣上移开导管。

卸除：将思乐扣固定装置从皮肤上移开。

（7）左手持纱布覆盖在输液接头，向上轻提起导管，右手持酒精棉棒一根，避开穿刺点直径1 cm处，顺时针去脂、消毒，范围：以穿刺点为中心直径上下各10 cm（大于贴膜的面积），再取第二、三根酒精棉棒同样的方法逆、顺时针消毒皮肤。

（8）酒精完全待干后，取碘伏棉棒一根，放平导管以穿刺点为中心顺时针消毒皮肤及导管，取第二、三根碘伏棉棒同样的方法逆、顺时针消毒皮肤及导管，范围：以穿刺点为中心直径上下各10 cm（或略小于酒精消毒面积）。

（9）使用思乐扣固定方法：4P法——皮肤处理，按压，撕开，贴放，消毒皮肤完全待干。

在摆思乐扣处涂抹皮肤保护剂，待干15 s。

按思乐扣上箭头所示方向（箭头应指向穿刺点）摆放思乐扣。

将导管安装思乐扣的立柱上，锁定纽扣。

依次撕除思乐扣的背胶纸。

将思乐扣贴在皮肤上。

导管出皮肤处的逆血管方向摆放弧形（L和U型）。

（10）10 cm×10 cm以上透明敷料无张力黏贴，透明敷料应完全覆盖住思乐扣，胶布蝶形交叉固定铁贴膜下缘，再以胶布横向固定蝶形交叉。胶带横向固定延长管。

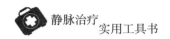

在记录胶带上标注操作者姓名及日期、PICC名称,贴于透明敷料下或上缘。

13. 整理用物,脱无菌手套。

14. 整理床单位,向病人交待注意事项。

15. 洗手。

16. 回治疗室,在维护单上签名字及时间,填写PICC维护记录单。

(四)注意事项

1. 禁止使用小于10 mL的注射器冲管,给药。

2. 抽回血不可抽至输液接头及注射器内。

3. 要采用脉冲式冲管,正压封管,以防止血液返流进入导管。

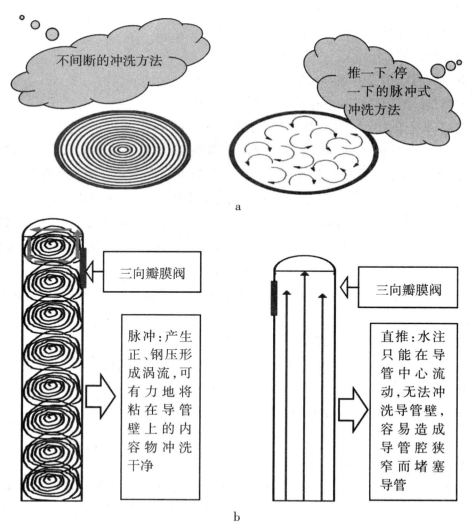

图5-13　脉冲或冲管,正压封管效果示意图

4.可以加压输液和输液泵给药,但不能用高压注射泵推注造影剂。

5.去除敷料时要自下而上,切忌将导管带出体外,去除敷料时尽可能不要污染贴膜下皮肤及导管。

6.勿用酒精棉签直接消毒穿刺点。

7.体外导管放置呈弯曲,以降低导管张力,避免导管移动。

8.严格无菌操作,敷料要完全覆盖体外导管,以免引起感染。

9.如发现污染,患者出汗多及敷料剪卷边时,应及时更换透明敷料。

10.使用碘伏消毒,一定完全待干后再覆盖敷料。

11.使用普通前端开口导管,用肝素封管。

表5-10 PICC维护(前端开口可修剪式)质量评分表

姓名　　　　　　日期　　　　　　考核者　　　　　　成绩

操作程序	扣分标准	实际扣分
着装、仪表、举止符合要求	着装不符合要求-1	
洗手、戴口罩	六步洗手法不正确-2	
查对PICC维护手册及维护单 查对各项无菌物品	未查对记录单-1,未查对维护手册(臂围、刻度)-1,未检查无菌物品-2(漏一项-0.5)	
查对床号、姓名、解释	未查对床号、姓名-1 未解释-2	
打开换药包	过程中污染-2	
在穿刺肢体下放垫巾	未放置垫巾-2	
测量上臂围	未测量上臂围或测量方法不正确-2	
揭开固定输液接头的胶布 去除胶痕清洁皮肤	未清除胶痕-2 未清洁接头下皮肤-2	
手消毒	未进行手消毒-1	
取出预冲注射器,释放阻力。 安装输液接头排气备用	未释放阻力-2 未预冲接头(或污染接头)-2	
卸下旧接头后手消毒并戴手套	未卸旧接头-2,未手消毒-1,手套污染-2, 未清洁接头下皮肤-2	
酒精棉片包裹消毒导管接头用力多方位擦拭大于15 s	未消毒接头横截面-1,擦拭时间小于15 s-2 未清洁接头侧面-1	
评估导管	未抽回血-2,抽回血不正确-2	
冲洗导管	脉冲冲洗方法不正确-4	

续表

操作程序	扣分标准	实际扣分
正压封管	未做到正压封管-2 接头延长管不正确夹闭-2	
去除原有透明敷料	一手拇指未轻压穿刺点-1 污染穿刺点-2 零角度平拉去除原有透明敷料方法不正确-2 未去除思乐扣黏胶-2 手指触及思乐扣-1	
观察穿刺点有无异常	未观察-2	
手消毒	未进行手消毒-1	
在PICC换药包内放置思乐扣 戴无菌手套	过程中污染-2 手套污染-2	
思乐扣卸除:2D法	未先移开PICC导管-2,未卸除思乐扣-2 移除时手套污染-2	
酒精脱脂消毒	未提起导管(或导管提拉过高)-2 未避开穿刺点-2,消毒面积过小-2 无菌纱布覆盖提拉接头时手套污染-2	
碘伏消毒	未以穿刺点为中心-2,未放平导管-2 未翻转导管擦拭-2,未擦拭到固定翼-2 消毒范围小于敷料范围-2	
调整导管位置	导管位置不当-2	
思乐扣固定:4P法	4P法不正确(皮肤处理、按压、撕开、贴放)-4 (每步骤1分) 透明敷料无张力放置不正确-2 思乐扣未完全覆盖-2 透明敷料位置、塑形、整片及边缘按压-2 蝶形交叉固定方法不正确-1 输液接头未固定-1 安装思乐扣前手套污染-2	
标注导管类型、日期、贴于透明 敷料下缘	未标注姓名日期、PICC名称-1 位置不正确-1	
整理用物	未按垃圾分类处理原则整理用物-2	

三、CVC的维护操作

（一）维护时间

1. 更换敷料的时间。

置管后24 h更换敷料,无菌透明敷料至少每7天更换1次;纱布敷料至少每2天更换1次;贴膜有卷曲、松动、汗液时立即更换。

2. 冲管和封管的时间。

（1）输完大分子液体后(如:TPN、脂肪乳、甘露醇、高糖等)。

（2）输液过程中前组液体速度快,后组速度慢时。

（3）输血后。

（4）连续输液12 h,两种有配伍禁忌的液体之间。

（5）输液间歇期。

表5-11　CVC维护操作及实施要点

操作步骤	要点和说明
1. 携用物至床旁,核对患者,解释目的	确认患者
2. 评估穿刺点局部敷料情况和导管固定情况,查看贴膜更换时间及置管时间	评估穿刺点有无红肿、渗血、渗液、脓性分泌物、有无疼痛;导管有无打折扭曲、脱出、有无回血、是否按时更换
3. 暴露穿刺部位,垫一次性治疗巾,戴清洁手套,将敷料水平方向松解,脱离皮肤后将自下而上揭去敷料(从周围180°返折向穿刺点方向,撕敷料)	1. 注意保护隐私 2. 揭除敷料时避免方法不当引起病人不适(尤其是颈内外及锁骨下勿压颈动脉) 3. 避免操作不规范将导管带出
4. 手消,打开中心静脉维护包,投递20 mL注射器2具、输液接头,戴无菌手套	
5. 分别抽取盐水、稀释的肝素钠各1管,预冲输液接头;用无菌纱布覆盖旧接头,酒精棉片用力摩擦导管端口横面及侧面,接生理盐水注射器回抽导管回血,脉冲式冲管,取稀释的肝素钠溶液正压封管	操作前先关闭CVC导管夹,避免血液返流及空气进入诱发危险

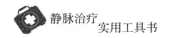

续表

操作步骤	要点和说明
6. 脱手套、手消、戴无菌手套;75%酒精棉球以穿刺点为中心,由内向外,顺时针逆时针交替螺旋消毒3遍。消毒直径10~12 cm,再用碘伏棉球重复上述步骤	1. 酒精棉签不能消毒穿刺点,避开穿刺点0.5~1 cm 2. 在提拉导管时注意后缀装置过重导致导管脱出
7. 单手持膜,贴膜中心对准穿刺点,然后沿导管中心塑形,按压抚平整块敷料,边撕边框边按压	穿刺点要完全干燥,透明敷料和胶带都要塑形,加压固定的胶带5~7 cm即可
8. 贴膜敷料上注明导管类型;换药者姓名、日期、时间	

（二）CVC 导管的拔出

嘱患者平卧,按换药方法从外周向内中央撕去贴膜,拔管前按照常规方法消毒,用5 mL注射器回抽1~2 mL血以避免导管尖端附着的纤维蛋白鞘脱落而形成的血栓,再缓慢、轻柔地将导管拔出,导管拔出后观察导管是否完整并记录。用无菌纱布覆盖导管入口处并压迫5~10 min后用无菌透明敷料固定,交代患者平卧休息1 h,穿刺处近两日暂时避免接触水,以免引起感染,3日后可摘下贴膜,并观察穿刺点愈合情况。如遇拔管困难,应暂停拔管,及时联系置管部门。患者在拔出过程应屏住呼吸(不吸,不呼)。拔管过程中吸气(可导致外界空气进入到肺部组织),可能发生空气栓塞,因此,交代患者拔管过程中适当屏气。

四、输液港的维护

（一）输液港的维护步骤

1. 消毒。

用75%乙醇棉球以输液港输液座为中心,由内向外,顺时针、逆时针交替螺旋状消毒3遍,消毒直径为10~12 cm,再用碘伏棉球重复以上步骤。

2. 穿刺。

用非主力手的拇指、食指和中指固定输液座,将输液港拱起,主力手持无损伤针,自三指中心垂直刺入,穿过隔膜,直达储液槽底部。

3. 穿刺后抽回血,确认针头在输液港内及导管是否通畅,使用20 mL以上注射器抽吸0.9%氯化钠溶液脉冲方法冲管。

4. 固定。

在无损伤针下方垫适宜厚度的纱布,撤孔巾,然后覆盖透明胶贴膜,固定好无损伤针,最后用胶布固定延长管,注明时间。

5. 冲管与封管。

（1）使用20 mL以上注射器抽吸0.9%氯化钠溶液脉冲式冲管。

（2）100 U/mL肝素盐水5 mL正压封管。

（3）夹闭无损伤针上的拇指夹,然后拔出头皮针和无损伤针。

（4）剩余1～2 mL边推边夹闭无损伤针上的拇指夹。

6. 拔针。

（1）拔针应轻柔,防止血液反流而发生导管堵塞。

（2）左手俩指固定好输液港的输液座,右手拔出针头,嘱患者深呼吸,用方纱压迫止血5 min,检查拔出的针头是否完整。

（3）操作过程中观察、了解患者感受,询问有无不适。与患者交谈,分散注意力,减轻拔针时的疼痛感。

（二）输液港的维护时间

1. 输液港植入术后第三天。

2. 治疗间隙期每月冲封管1次。

3. 使用中的输液港每周维护1次,包括更换敷料、无损伤针头及输液接头。

表 5-12　输液港维护操作步骤

操作步骤	要点和说明
1. 携用物至床旁,核对患者,解释目的	确认患者
2. 暴露输液港穿刺部位,检查和评估患者输液港周围皮肤	检查穿刺部位,确认输液座位置 检查输液港周围皮肤有无红肿、压痛、感染、浆液脓肿 注意保护患者隐私
3. 手消,打开换药包,投递注射器和无损伤针	
4. 戴手套,抽取盐水和肝素钠溶液,连接无损伤针,排气,夹闭延长管	
5. 75%酒精棉球以输液港输液座为中心,由内向外,顺时针逆时针交替螺旋消毒3遍,消毒直径10～12 cm,再用碘伏棉球重复上述步骤	消毒液一定要完全干燥

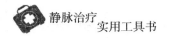

续表

操作步骤	要点和说明
6. 更换无菌手套,铺孔巾,用非主力手的拇指,食指和中指固定输液座,将输液港拱起,主力手持无损伤针,自三指中心垂直刺入,穿过隔膜,直达储液槽底部,穿刺后抽回血,确认针头在输液港内及导管是否通畅,用20 mL稀释的肝素钠溶液脉冲式冲管正压封管	针头必须垂直插入,避免针尖刺入输液港侧壁 穿刺动作轻柔,感觉有阻力不可强行进针,以免针尖与输液座底部推磨,形成倒钩脉冲式冲管:推–停–推–停有节律地推动注射器活塞推一下停一下,使溶液产生湍流,冲洗干净储液槽及导管壁,正压封管,溶液剩下最后1~2 mL,即直推拔出
7. 左手俩指固定好输液港的输液座,右手拔出针头,用方纱压迫止血5 min,检查拔出的针头是否完整,用输液贴或者无菌透明敷料覆盖穿刺点	
8. 整理床单位,整理用物	详细交代注意事项

第七节 PICC相关并发症及处置

一、导管相关性血流感染

导管相关性血流感染是PICC导管常见并发症,来自皮肤的致病菌是感染的重要来源,敷料是局部细菌生长致血流感染的高危因素,美国疾病控制中心(CDC)认为导管接口是导致导管内微生物定植的一个重要原因。据统计,在导管留置超过1周后,由于输液接口导致的导管相关性血液感染占51%,这与不规范的操作有很大关系,因此做好导管的标准化维护和统一PICC导管维护的标准,规范操作,严格无菌技术至关重要。日常参与维护和使用PICC的护士,必须经过培训,具有资质后方可操作。

导管相关性血流感染(简称CRBSI)是指带有血管内导管或者拔除血管内导管48 h内的患者出现菌血症或真菌血症,并伴有发热(大于38 ℃)、寒战或低血压等感染表现,除血管导管外没有其他明确的感染源。

导管相关性血流感染的临床表现常包括发热、寒战或置管部位红肿、硬结或有脓液渗出。

（一）实验室检查

导管样本培养是诊断CRBSI的"金标准"。不拔除导管，原位诊断是目前比较新而且特异性比较高的诊断方法。通过导管内血和外周血培养来进行，当中心静脉血培养的菌落数大于外周静脉血培养的菌落数的5～10倍，同时伴有明显的局部和全身中毒症状可确诊。此方法采取半定量培养方法，敏感性、特异性分别可达到94%和91%。

（二）致病原因

1. 皮肤置管部位侵入。

插管时，消毒剂并不能消灭皮肤上的所有微生物，残留的致病性微生物可通过皮下隧道移居到管腔外和管腔中。

2. 导管接头处侵入。

由于多次使用接头，易发生细菌从接头处侵入导管内表面定植，细菌生长繁殖后进入血液。在应用PICC进行输液、输血、抽血或更换敷料、接头处及冲管时，都有可能促使微生物进入管道，接头滤器处的操作是PICC最常见的感染来源。

3. 导管类型。

导管材料影响血栓的形成和微生物的附着；与单腔导管相比，双腔和多腔的导管更易引起导管的感染。

4. 年龄与疾病。

多项研究证明，病人的年龄、病情及宿主的免疫功能与导管相关性血流感染密切相关。免疫力低下是发生CRBSI的危险因素。

5. 医疗操作。

静脉穿刺前皮肤消毒不充分，穿刺技术不熟练，护理和维护不当，医务人员手卫生不到位，输液接口污染，输注液体污染。

（三）导管相关性血流感染干预

1. 评估患者有无基础病、化疗、其他原因的感染性疾病。

2. 症状体征。

（1）局部症状：穿刺点感染，穿刺点周围见直径2 cm红斑、肿或硬结、压痛、有脓液流出。

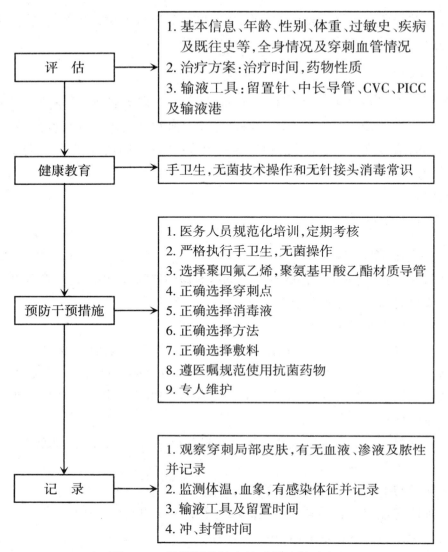

图5-14 导管相关性血流感染干预流程

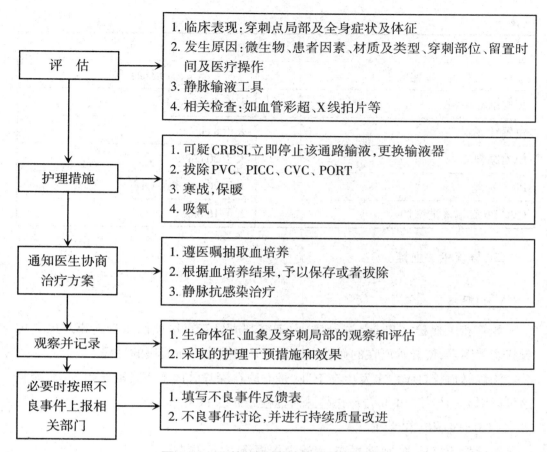

图 5-15　导管相关性血流感染处理流程

（2）全身感染症状。

①突发的高热、寒战、低血压。

②除导管外无明显其他感染来源。

③实验室检查，根据血象进行评估

表 5-13　判断导管相关性血流感染的标准

导管	外周静脉	条件	结果判断
+	+		CRBSI 可能
+	+	导管血比外周血培养阳性报告快 120 min	CRBSI
		导管细菌浓度较外周高 5 倍	
+	−		不能确定
−	−		非 CRBSI

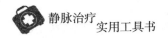

续表

皮肤消毒范围	
输液工具	消毒直径
头皮钢针穿刺	大于5 cm
留置针穿刺	大于8 cm
CVC 穿刺	大于20 cm
PICC 穿刺	大于20 cm(整臂消毒)
CVC PICC 输液港维护	大于10 cm

二、导管相关血栓

(一)概述

导管相关血栓(CRT)是置管后,由于穿刺或导管直接损伤血管内膜及患者自身状态等因素,使导管所在的血管内壁及导管附壁形成血凝块的过程。

深静脉血栓(DVT)多发生在下肢,是血液在深静脉内不正常凝结引起,血栓脱落可以引起肺栓塞(PE),合称作静脉血栓栓塞症(VTE)。

VTE=DVT 和 CRT+PE

血栓形成三要素:血液淤滞、血管内皮损伤、高凝状态。

(二)原因

1. 患者因素。

(1)存在血液高凝状态的疾病,如癌症、肿瘤、糖尿病、肠道易激综合征和晚期肾功能衰竭。

(2)存在凝血功能异常。

(3)妊娠或口服避孕药,外科手术,长期卧床。

(4)患者担心置管移位、断裂,自主不自主减少置管肢体活动。

(5)老年病人血细胞老化,变形能力差,聚集性强,易促进血液凝固和血栓形成。

2. 药物因素。

腐蚀性、刺激性药物对血管直接刺激,血管内膜损伤,导致血栓形成。

3. 导管因素。

(1)机械性损伤:多次置管,反复刺激导致内膜损伤和增生。

(2)导管型号:管腔的管径影响血流速度,导管相关血栓(CRT)的发生率与管径呈正比。

（3）导管数目：满足治疗的情况下尽量选择腔少的导管，单腔优于双腔，双腔优于三腔。

（4）导管材质：聚胺脂和硅胶材料明显优于聚氯乙烯和聚乙烯材质。

（5）导管的尖端位置：位置位于上腔静脉中下1/3时，血流量大，位置过浅，位于腋静脉、锁骨下静脉、无名静脉时，CRT发生几率明显增高。

（6）导管相关感染：白细胞及免疫力低下的患者，穿刺处感染是导致静脉血栓形成的重要因素。

4. 医源性因素。

（1）医务人员未正确评估患者的病情，如血常规和D2聚体的值，置管后要加强随访，严密观察，及时发现征兆。

（2）操作技能：置管时机械性损伤如多次静脉穿刺，送管不顺利或粗暴送导丝，损伤血管内膜，启动凝血因子及内源性凝血系统；组织因子启动外源性凝血系统，导致纤维形成网状结构，引起血小板黏附，血栓形成。

（3）操作的规范性：不规范的封管操作导致血栓形成；输注特殊药物如乳剂、甘露醇、化疗药物，使用配伍禁忌药物致药物沉淀阻塞导管；采血后未及时进行冲管；输液速度过慢，导管扭曲、打折，输液速度减慢未及时处置；无瓣膜的导管未用肝素盐水封管。

（三）临床表现

1. 局部症状。

局部皮肤发红，皮肤变色，导管所在的肢体端发红、肿胀、疼痛、皮肤颜色改变和指端麻木，导管走向部位或临近部位压痛，部分患者可因血栓较大累及无名静脉和颈静脉，使其扩张而引起颈部甚至面部水肿、疼痛。

2. 感染症状。

血栓形成是导管相关感染的一种高危因素，血栓形成可以促使感染的发生。

3. 输液不畅及静脉回流障碍。

导管外壁血栓形成较大，影响静脉回流，出现局部肿胀、水肿，有时仅仅表现为穿刺点延迟愈合和少量渗血。

（四）实验室检查

1. D2聚体。

血栓形成早期，D2聚体升高；血栓相对稳定时，D2聚体降低。

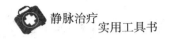

2. 血管超声。

血管超声的敏感性是静脉造影的90%。

3. 顺行静脉造影。

深静脉血栓（DVT）诊断的"金标准"，经手背/足背注射造影剂使上肢/腿部**静脉显影**。

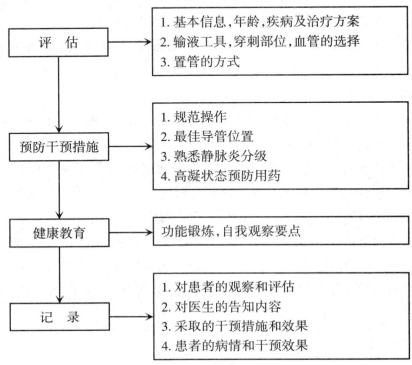

| 评　估 | → | 1. 基本信息，年龄，疾病及治疗方案
2. 输液工具，穿刺部位，血管的选择
3. 置管的方式 |

| 预防干预措施 | → | 1. 规范操作
2. 最佳导管位置
3. 熟悉静脉炎分级
4. 高凝状态预防用药 |

| 健康教育 | → | 功能锻炼，自我观察要点 |

| 记　录 | → | 1. 对患者的观察和评估
2. 对医生的告知内容
3. 采取的干预措施和效果
4. 患者的病情和干预效果 |

图5-16　导管相关血栓预防干预流程

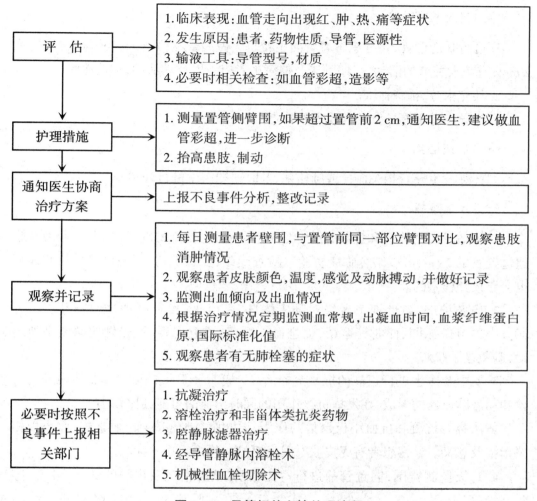

图5-17　导管相关血栓处理流程

（五）预防

1. 尽量做到一次性穿刺成功。

2. 建议在B超引导下进行肘部以上置管，避免在下肢和瘫痪侧进行置管。

3. 血管选择：贵要静脉、肱静脉、正中静脉、头静脉。

4. 置管过程中出现送管困难，导管多次异位多次调整导管等情况，置管后可遵医嘱给予拜阿司匹林抑制血小板聚集。

（六）规范操作

1. 使用直径小，导管数目少的导管。

2. 减少微粒污染，使用无粉手套，动作轻柔，注意保暖。

3. 确保导管的最佳位置，正确维护及冲、封管。

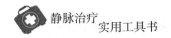

（七）健康教育

1. 进行功能锻炼,指导患者置管侧手臂每天做握拳运动200~300次,每次持续2 min,避免大关节的活动,长期卧床及偏瘫患者应予以被动活动,加速血流。

2. 补充水分,稀释血液。

3. 指导患者掌握导管的自我观察要点。

（八）干预措施

如怀疑发生导管相关血栓或肺栓塞,及时通知医生进行处置。

（九）注意事项

1. 评估患者的体征和症状,绝大数患者的(CRT)是隐匿的,当患者的臂围肿胀超过置管的2 cm,可以结合临床实验室检查确诊,要意识到,不明显的症状和体征也会导致肺栓塞的。

2. 患肢护理,急性期患者绝对卧床休息7~14天,患者制动,抬高患肢20°~30°,小关节做抓握、伸曲等运动,促进血液循环,注意保暖,不得做按摩或剧烈运动,避免栓子脱落。

3. 要配合医生进行正规的抗凝溶栓治疗。低分子肝素钠可以抑制体内外的血栓和动静脉血栓的形成,在发挥抗栓作用的同时出血的可能性比较小。

华法林有抗凝和抗血小板聚集的作用,要知晓并监测凝血、血常规、血小板相关指标及意义。警惕患者有无皮肤黏膜、消化道、颅内出血等症状。

4. 每天监测臂围,同置管前进行对比,观察消肿情况及皮肤的颜色、温度、感觉,做好记录。

5. 不建议预防性使用抗凝药物治疗,因为有出血的风险,拔管应掌握时机,急性活动期不应拔管,待血栓激化后的两周比较安全。

三、静脉炎

（一）原因

以肘正中静脉置管与头静脉置管出现静脉炎最为明显,大多数患者在置管后2~3天内出现静脉炎,少数患者在置管后7~15天出现。临床表现主要是沿穿刺点向上出现局部红肿、疼痛、红斑、水肿、条索状。依据发生机制可分为机械性静脉炎、化学性静脉炎、感染性静脉炎、血栓性静脉炎、输注后静脉炎。

1. 护理操作、病人体质、免疫力等个体差异。

2. 对导管材质过敏,被穿刺静脉小,导管型号大或材料过硬。

3. 置管初期术肢剧烈运动导致导管与血管壁产生机械摩擦、感染等。

4. 置管后血液流速减慢,血栓形成。

5. 导管、药物在血管内造成异物刺激,加之病人紧张致使血管收缩痉挛,造成上肢肿痛、疼痛而发生静脉炎。

表5-14　各类静脉炎原因见图表

类型	发生原因	注释
机械性静脉炎	1. 导管规格过大、过长 2. 导管的材料与结构 3. 反复局部穿刺 4. 穿刺部位选择不当 5. 穿刺血管选择不当 6. 导管留置时间过长 7. 未妥善固定 8. 患者过度活动	1. 导管直径超过穿刺血管直径的2/3 2. 导管材质较硬:非硅胶材质的导管 3. 多次穿刺,导管静脉血管内膜损伤启动炎性应激反应 4. 关节活动部位 5. 穿刺血管长度较短致导管尖端紧贴静脉壁 6. 导管留置时间超过96 h(留置针) 7. 固定敷料松动,未及时更换 8. 穿刺在关节部位
化学性静脉炎	1. 穿刺血管选择不当 2. 腐蚀性药物的使用 3. 输注速度过快 4. PICC导管破裂 5. 导管位置不正确	1. 血管直径过细和为侧支循环 2. 血管活性药物、抗肿瘤药、pH值低于5或者高于9,渗透压大于600 mOsm/L 3. 缩短了血液对药物的稀释和中和时间 4. 导管破裂导致腐蚀性液体外漏至中小血管内 5. 导管尖端紧贴静脉壁,导致腐蚀性药物对静脉壁的刺激
细菌性静脉炎	1. 手卫生执行差 2. 穿刺局部消毒不规范或者效果差 3. 消毒液效果差或失效 4. 导管和穿刺点污染 5. 导管留置时间长	1. 未严格执行手卫生 2. 消毒时间不够15 s,消毒时未用力摩擦 3. 消毒液未待干或使用其他物品擦拭已消毒部位 4. 未严格落实无菌技术操作 5. 留置针留置超过96 h

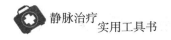

续表

类型	发生原因	注释
血栓性静脉炎	1. 导管型号过大 2. 导管材质 3. 静脉血管内膜破损 4. 输注刺激性药物或输注速度过 5. 局部多次穿刺 6. 机械防御反应	1. PVC、CVC、PICC 导管直径超过穿刺静脉血管直径的2/3 2. 非硅胶材料导管过硬,刺激静脉血管内膜,导致血栓形成 3. 因穿刺和摩擦导管静脉血管内膜破损,启动凝血系统 4. 因刺激静脉血管内膜致炎性反应,启动凝血系统 5. 多次穿刺导致静脉血管内膜损伤,启动凝血系统 6. 纤维蛋白对进入血管内的导管进行包扰,诱发启动凝血系统
输注后静脉炎	1. VAD置入技术不熟练 2. 静脉条件差 3. 药物刺激 4. 导管型号过大 5. 酸性或碱性液体刺激	1. 因穿刺和摩擦导致静脉血管内膜破损,启动凝血系统 2. 反复穿刺 3. 因刺激静脉血管内膜致炎性反应 4. 导管直经超过穿刺静脉直径的2/3,刺激静脉血管内膜,导致炎性反应 5. 使静脉血管内膜变粗糙致炎性反应

静脉炎分级:根据静脉炎分级标准对静脉炎的严重程度进行区分、记录、管理及跟踪。

0级:没有症状。

1级:输液部位发红,伴有或不伴疼痛。

2级:输液部位疼痛,伴有发红或水肿。

3级:输液部位疼痛,伴有发红或水肿条索样物形成,可触摸到条索状的静脉。

4级:输液部位疼痛,伴有发红或水肿条索样物形成,可触摸到条索状的静脉大于2.5 cm,有脓液渗出。

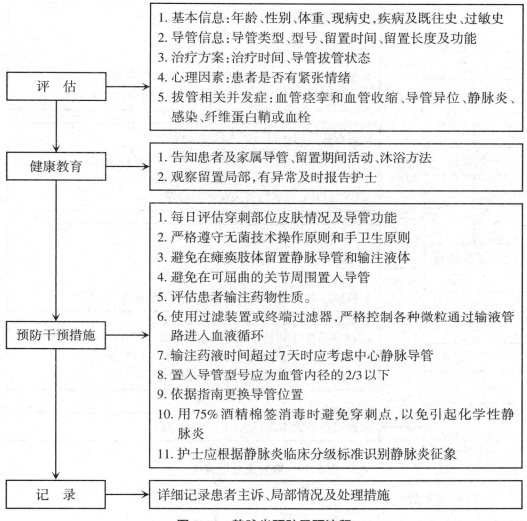

图 5-18　静脉炎预防干预流程

(二)预防

1. 选择满足治疗要求的最小规格和长度的导管,导管的型号应为血管内径的 2/3 以下。

2. 避免在屈曲的关节处置管;避免在瘫痪肢体留置静脉导管和输注液体。

3. 应使用过滤装置或终端过滤器,严格控制各种微粒通过输液管路进入血液循环。

4. 严格遵守手卫生和无菌操作原则,导管置入之前要保证彻底消毒皮肤,同时保证消毒剂干燥。

5. 用 75% 酒精消毒时应避开穿刺点,避免引起化学性静脉炎。

6. 妥善固定(VAD)输液装置,减少置入部位的管道移动。

131

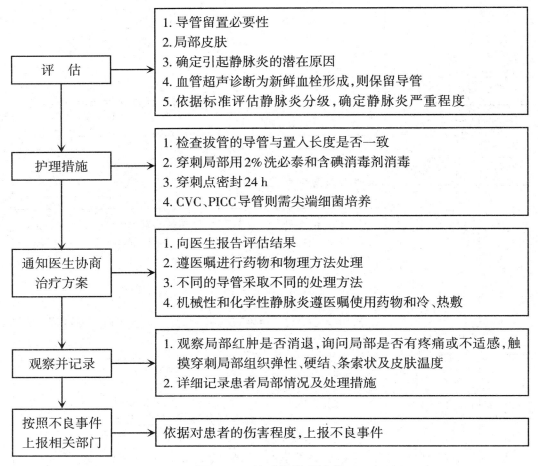

图5-19 静脉炎处理流程

（三）处理方法

静脉炎通常发生于穿刺后48～72 h，一旦发生应给予对症处理。

1. 对穿刺部位或静脉炎部位进行消毒，严格遵医嘱应用抗生素或使用冷热敷。

2. 局部用50%硫酸镁溶液湿敷，每日2次，每次20 min。

3. 置管后如发现穿刺点出现红肿、疼痛和（或）局部出现脓性分泌物，应按伤口感染处理，取分泌物进行培养。

4. 如出现发热、寒战等症状，应考虑是否并发感染性败血症，需严密观察。

5. 若为机械损伤、药物刺激导致的静脉炎，一般可通过热敷、远红外线照射（每日3次，每次30 min）、抬高患侧手臂，同时外用治疗性敷贴（水胶体覆盖红肿区域，待自然脱落或2～3天更换）；土豆片贴敷，或使用黄金膏外敷，每天2～3次，外包裹保鲜膜进行加强效果。

6. 若为血栓性静脉炎，则需要进行B超评估，如有新鲜血栓形成，患肢制动，保留导管,报告医生,抗凝治疗2周后评估导管留置的必要性。

四、穿刺点渗血

穿刺过程中血管壁受损,或进针时针头在旁边血管旁形成窦道外渗所致,一般在穿刺置管后24 h内发生。

(一)原因

1. 置管因素。穿刺不熟练,穿刺针较粗,或扩皮范围过大,穿刺后压迫时间过短。

2. 患者因素。

患者剧烈咳嗽、活动导致中心静脉压增高,血小板计数减少,肝功能不全,出凝血时间延长,骨髓抑制等。

3. 治疗因素。

服用阿司匹林抑制血小板药物,穿刺后24 h输注化疗药物,穿刺局部组织未完全修复,加大出血几率。

4. 患者卧位。

穿刺后长时间侧卧于置管侧,肢体静脉回流受阻,静脉压增高,造成穿刺点渗血。

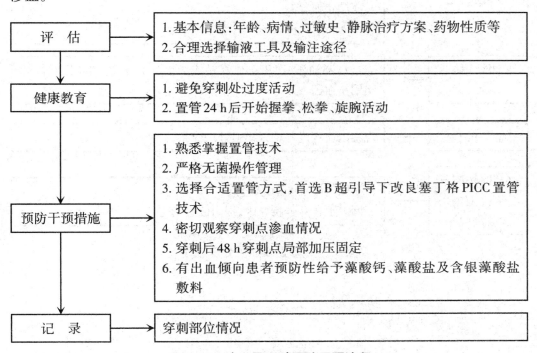

图 5-20　渗血及血肿预防干预流程

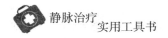

（二）评估

1. 患者疾病病史、凝血功能、用药史、活动度，血小板计数低于$20×10^9$个、24 h发生渗血率达100%，应谨慎进行置管。

2. 实验室检查，凝血功能，血小板计数，凝血酶原时间。

（三）处置

1. 更换敷料，局部加压。

2. 临床使用冰袋压迫止血，藻酸盐、明胶海绵进行止血。

3. 置管后将无菌纱布或藻酸盐敷料折叠多层后覆盖穿刺点上方，再覆盖透明敷料局部按压穿刺点一段时间或在敷料外穿刺点处再次局部使用纱布或棉球加压。

4. 做好患者健康教育，避免穿刺侧过度活动。

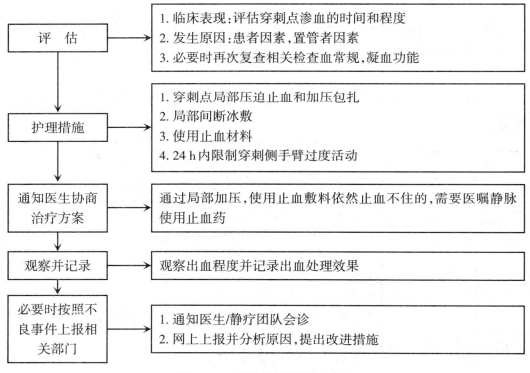

图 5-21　渗血及血肿处理流程

五、穿刺点渗液

（一）原因

1. 患者食欲差，营养不良，血管弹性差，皮下脂肪少，置管后周围组织包裹不严,组织液从穿刺点渗出。

2. 患者颈部曾经做过放疗,皮肤及皮下组织皮肤变薄,导管和周围组织产生间隙,液体外渗。

3. 患者低蛋白血症,血浆胶体渗透压低,血浆外渗,引起周围组织水肿,致组织液从置管处渗出(补充血清蛋白)。

4. 纤维蛋白鞘形成,纤维蛋白包裹部分导管后,致使输液时液体流速发生改变,液体从穿刺点流出(给予尿激酶溶解纤维蛋白鞘,同时给予抗感染药物)。

5. 体内导管破裂,输液时液体从破裂的导管处顺穿刺点流出(进行裁剪或拔出导管)。

6. 淋巴管损伤,穿刺过程中可能损伤淋巴管,淋巴液从穿刺点流出。

(二)临床表现

置管穿刺处渗出无色透明或黄色液体,液体常常从透明敷料周边渗出,造成敷料、导管、皮肤之间粘贴不牢,甚至敷料脱落,增加更换敷料的次数,增加感染机会。

(三)预防

1. 置管前充分评估患者病情,完善各项检查,低蛋白患者应补充蛋白。

2. 置管后将无菌纱布或藻酸盐敷料折叠多层后覆盖穿刺点上方,再覆盖透明敷料局部按压穿刺点一段时间或在敷料外穿刺处再次局部使用纱布或棉球加压。

3. 妥善固定导管,避免导管自由进出反复摩擦穿刺点,使局部组织炎性反应导致渗液。

(四)处置

1. 更换敷料,局部加压。

2. 临床使用冰袋压迫止血,藻酸盐、明胶海绵进行止血。

3. 做好患者健康教育,避免穿刺侧过度活动。

六、导管堵塞

血管内置导管部分或完全性堵塞,致使液体和药物输注受阻,表现为输液时给药有阻力,滴速减慢或停止,无法抽到回血。可分为三种类型:机械性堵管、血栓性导管堵塞(临床常见)、非血栓性导管堵塞。

(一)原因

1. 机械性堵管堵塞。

管路打折,扭曲,无针输液接头堵塞。

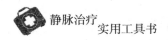

2. 血栓性导管堵塞。

(1)血液黏度高:老年患者,创伤、烧伤、脱水、肿瘤及服用促凝药物患者。

(2)血液返流:呕吐、便秘、咳嗽、小儿哭闹;未及时更换液体,未做到正压封管,输液夹子未关闭等。

(3)维护不当:经PICC导管采血,输血后未及时正确冲管。

3. 非血栓性导管堵塞。

药物导致的管路堵塞是主要原因,输注黏稠度高,分子颗粒大,易结晶的药物时,如脂肪乳、白蛋白、氨基酸、甘露醇等易发生药物黏附或沉积在管壁上;某些药物需要专用冲洗液,如两性霉素B、伊曲康唑等,冲管不及时或不当会产生浑浊和白色絮状物造成导管堵塞。

(二)预防干预指引

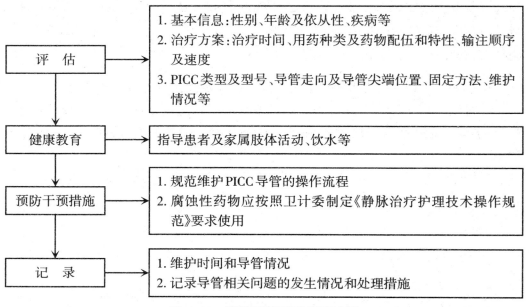

图 5-22 导管堵塞预防干预流程

1. 机械性导管堵塞的预防。

(1)置管后拍片定位以确认导管有无打折、盘绕,尖端位置是否到达上腔静脉。

(2)输液器保证所有管夹处于开放状态,每天更换输液器。

2. 血栓性导管堵塞的预防。

(1)输液过程中防止液体滴空,血液回流。

(2)正确认识和执行脉冲式冲管和正压封管的意义和操作规程,减少胸腔压力增高的活动。

3. 非血栓性导管堵塞的预防。

（1）静脉加药：给药前后或使用两种不同药物之间宜用生理盐水脉冲式冲洗导管，多种药物在同一导管输注时，注意配伍禁忌。

（2）输注酸碱药物或有配伍禁忌的药物之间给予生理盐水冲管。先输乳剂后输非乳剂，化疗药物要充分稀释，输注完冲管。

（3）输注血液制品及 TPN、脂肪乳、50% 葡萄糖黏滞性药物后，先冲管，再继续输注其他药物。

（三）处理指引流程

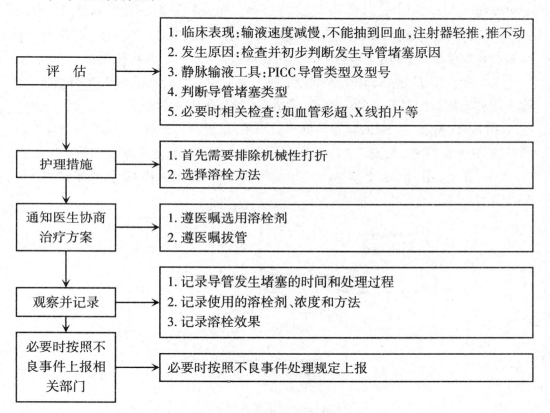

图 5-23　导管堵塞处理流程

1.评估和识别导管部分堵塞和完全堵塞及潜在原因。

（1）经 PICC 输液或冲洗导管：观察滴速和推注有无阻力，若滴速减慢，查看管路是否打折，分析导管尖端有无纤维蛋白鞘部分包裹，如推注有阻力，勿用力推注。

（2）检查抽回血是否通畅。

①前段裁剪 PICC：无回血及有阻力，需要查看导管是否打折，排除导管尖端是否紧贴血管内膜，将患者手臂拉伸或转动导管观察是否改善，如果还不行应该考虑导管部分阻塞或尖端纤维蛋白鞘形成。

②瓣膜式导管：回抽不畅，可能是瓣膜开放不佳，可以尝试轻推，如果轻推可

以,再尝试抽回血,抽到回血后脉冲式推注生理盐水。

③对堵塞的潜在原因进行评估和识别,根据输注液体分析堵塞类型。

2.处理流程。

(1)导管完全堵塞的处理:使用溶栓药物,用注射器直接法或三通负压法依靠负压缓慢吸入溶栓药物。如血液回流堵管,与医生沟通,遵医嘱使用尿激酶溶栓:尿激酶10万U+生理盐水20 mL备用。

①注射器直接法:使用20 mL注射器抽吸盛有尿激酶稀释液5 mL(取下PICC导管接头),与导管相连接,往外抽吸,每隔15~30 min抽吸,尿激酶稀释液应负压进入PICC导管,尿激酶缓慢溶解,直到抽出回血后继续抽3~5 mL弃去,用10 mL生理盐水继续脉冲式冲管,再用0~10 U/mL肝素盐水3~5 mL正压封管。

②三通负压法:取下PICC导管接头,将三通导管的前端连接在PICC导管上,侧端连接盛有尿激酶稀释液的注射器,后端连接20 mL空注射器。先关闭侧门,抽吸后端20 mL注射器,使PICC导管内处于负压状态,迅速打开侧门,尿激酶稀释液因负压进入PICC导管,约15~30 min再次重复上述动作,如此反复直到抽出回血后3~5 mL弃去,用10 mL生理盐水继续脉冲冲管,再用0~10 U/mL肝素盐水3~5 mL正压封管。

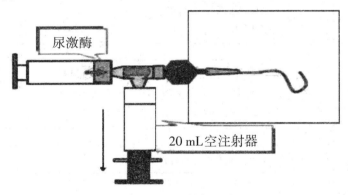

图5-24 三通负压法

(2)导管部分堵塞的处理:导管可以冲洗,但抽回血不畅或血流缓慢,可用直接输注法溶栓,缓慢注入相当于导管容积量的溶栓剂,夹闭导管,适当停留后尝试抽回血。

七、皮肤过敏反应

(一)原因

1.夏季天气炎热,患者出汗多,刺激皮肤致过敏。

2.酒精和含酒精成分的消毒剂,对皮肤产生刺激。

3. 反复粘贴透明敷料或使用的敷料材质透气性能欠佳。

4. 反复使用化疗药物,患者皮肤抵抗力下降,敏感性增加。

5. 置管前未评估患者的过敏情况,维护人员操作不规范,消毒剂未完全待干就粘贴敷料。

(二)临床表现

轻度:轻微的皮肤红点及瘙痒。

中度:皮肤瘙痒明显,皮肤过敏处散在红斑、丘疹,潮湿,部分散在粟粒状皮疹。

重度:瘙痒难忍,出现水泡,糜烂甚至渗液,抓痒后导致渗液蔓延使过敏面积增大,影响患者的睡眠质量。

(三)处理指引

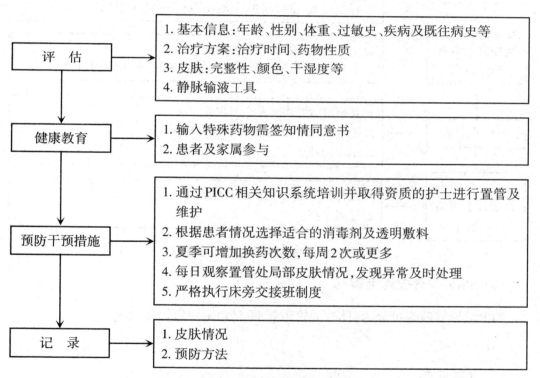

图5-25　PICC皮肤过敏预防干预流程

1. 评估患者过敏的原因、程度、局部及全身情况。

2. 处理流程。

(1)寻找过敏源:如为导管、消毒剂、胶布、透明敷料、思乐扣等,可及时更换低刺激性或低过敏性的产品,避免再次接触。

(2)局部过敏:轻度可在常规消毒后涂抹皮肤保护剂并粘贴敷料;中度过敏,用碘伏或2%氯己定消毒后自然待干(不要使用酒精),将地塞米松注射液使用无菌方

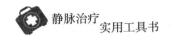

式涂抹于皮肤过敏处,药物吸收后,使用无菌开纱(无菌剪刀一字型剪开)将导管夹住,导管机翼可使用固定器或3条胶布牢固固定,并在无菌开纱上覆盖无菌纱布,胶布牢固固定或使用弹力绷带包裹固定,至少每48 h更换一次。重度过敏患者经过以上处理继续加重或对导管材质严重过敏者应立即拔管。

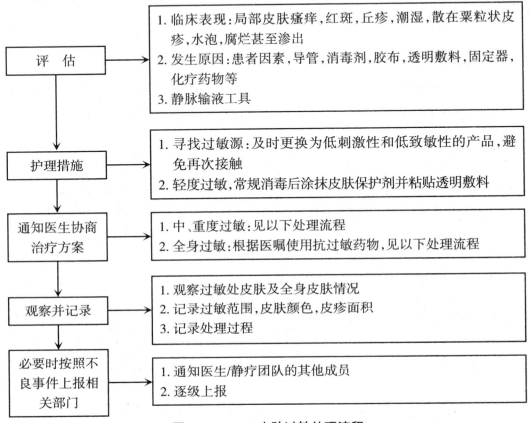

图5-26 PICC皮肤过敏处理流程

八、PICC导管破裂/断裂

PICC导管破裂可分为:体外导管破裂/断裂和体内导管破裂/断裂。

(一)原因

1. 导管材质。

PICC导管的连接器采取不锈钢材质,反复弯折导管与连接器结合部位,引起磨损及破裂。

2. 患者自我护理知识缺乏,频繁活动,提重物,过度牵拉。

3. 医护人员置管技术欠佳是导致PICC导管破裂及断裂的重要因素。

(1)穿刺部位在肘下对导管的影响明显大于肘上。

(2)送管过程粗暴,连接连接器时未一次性推进到底,打折。

（3）维护时护士的揭敷料手法不当；体外摆放位置不当；胶布粘贴在硅胶导管上；冲封管不当,加压推注造影剂,使用错误的注射器高压状态导致导管破裂。

（4）患者紧张,血管痉挛,静脉血栓,静脉炎及导管异位等因素,致拔管困难而强行拔出,出现导管断裂。

（二）临床表现

1. 体外导管破裂/断裂。

（1）体外导管破裂：导管可出现漏液、渗血,空气栓塞,继发感染,或血液回流致导管堵塞。

（2）体外导管断裂：多无症状,导管和连接器分离。

2. 体内导管破裂/断裂。

（1）近心端破裂症状不明显,使用导管造影剂拔出时可见。

（2）远心端破裂在输注刺激性强药物时,易发生静脉炎。

（3）导管断裂：穿刺点不见导管,连接器还在；拔出导管,长度变短。不论体内体外导管断裂,导管都可随血流进入右心房,致肺动脉阻塞,诱发心律失常,抢救不及时,危及患者生命。

（三）导管破裂/断裂干预

1. 选择优质导管和较优的置管部位,加强对置管后患者的健康教育（活动、穿衣、沐浴、卧位）及自护意识。

2. 提高静脉治疗的相关知识。

熟练掌握置管及维护技能,避免高压注射（耐高压导管除外）；避免暴力送管导致导丝划破导管或割断导管；正确使用10 mL注射器进行冲封管；正确固定导管,避免导管打折,固定摆放前让患者自然屈曲以检查有无打折、死角,体外部分呈"U 或 C 型",体外留置4~5 cm；粘贴敷料时注意平整贴放,塑形导管后将敷料抹平,敷料下不能有气泡,不能将敷料贴得过紧,导致张力过大；规范进行拔管,确认医嘱,签署拔管知情同意书。

3. 拔管前充分评估。

（1）置管期间有血栓,需复查确认血管B超,再定是否拔管。

（2）患者紧张：进行热敷,通过谈话等分散患者注意力,减轻血管痉挛和收缩。

（3）拔管遇到阻力,停止操作,调整手臂位置,导管拔出后要检查导管的完整性。

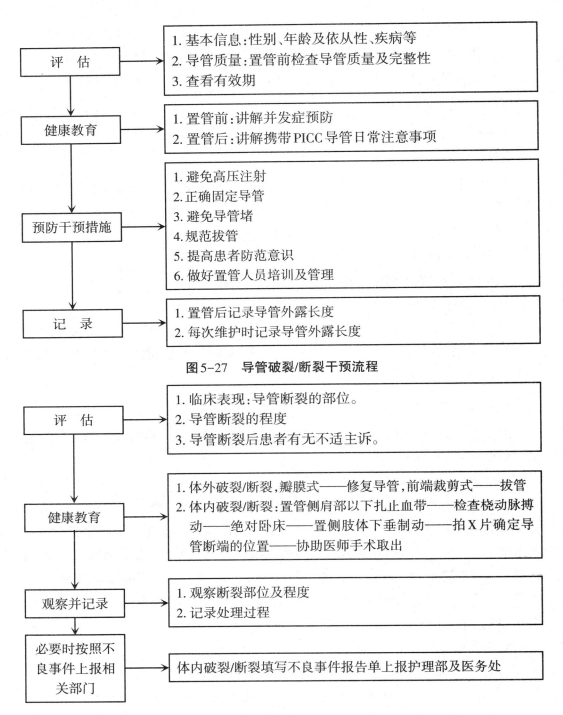

图5-27 导管破裂/断裂干预流程

图5-28 导管破裂/断裂处理流程

1.评估导管破裂/断裂的部位、程度、患者症状。

2.可见连接器,不见导管,立即绝对卧床,置管侧肢体制动,肩部肢体下扎压脉带,减少导管继续漂移,20～30 min放松止血带一次,每次30 s,最长时间不超过

1 h,随时观察置管侧末端血液循环。急诊行胸部胸片确定导管位置,必要时静脉切开或在放射介入下进行血管内异物抓捕。

3. PICC体外破裂。

(1)瓣膜式:在导管没有被回血堵塞的情况下,采取无菌条件下修复导管。

(2)前段裁剪式导管破裂只能拔出。

九、导管移位

(一)导管在血管内移位

导管在血管内留置期间出现回折、盘曲,或漂移到头臂静脉、颈内、锁骨下静脉,发生血栓几率增大。

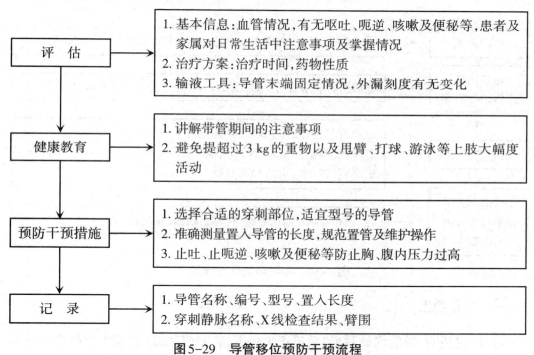

图5-29　导管移位预防干预流程

(二)原因

1. 穿刺部位。

肘上比肘下发生几率低,由穿刺血管走向决定,肱二头肌的收缩使导管受到牵拉,发生移位。

贵要静脉(尺侧端)——沿肱二头肌上行——汇入肱静脉。

头静脉(桡侧端)——肘正中静脉——沿肱二头肌上行——汇入腋静脉。

2. 胸腔压力。

呕吐、咳嗽、便秘等压力增高因素导致血液流速改变,导管漂浮移位。

3. 解剖结构。

上腔静脉流速大,PICC 导管轻,血液冲击和回旋致导管反折。

(三)临床表现

导管外露刻度无改变,管内可见回血,速度减慢或无法抽到回血。患者可因为手臂肿胀,行 B 超发现血栓,进一步检查发现导管打折,X 线确认,末端可移位于同侧或对侧颈内、锁骨下、腋静脉、头臂静脉、奇静脉、胸廓静脉、右心房等。

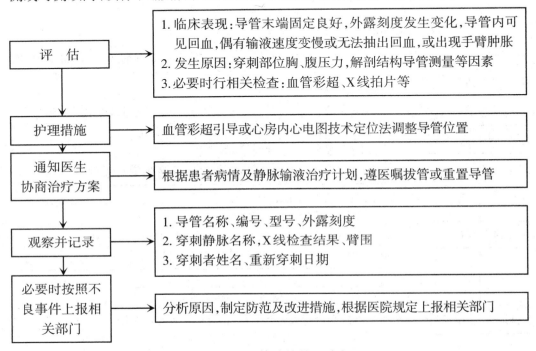

图 5-30　导管移位处理流程

十、导管脱出

在留置期间,导管向外脱出,超过正常范围,影响使用,是造成非计划拔管的因素之一。

(一)原因

1. 导管因素。

(1)穿刺针及鞘较粗,破皮损伤血管壁及周围组织,光滑的导管与血管组织间有间隙,在置管后 7 天易脱出(组织修复,增生后包裹导管周围,导管相对不易脱出)。

(2)PICC 导管尾端附加装置过重,重力牵拉使导管易脱出。

2. 护士因素。

（1）护士对患者的意识状态评估不到位，未予以约束，致患者自行拔管。

（2）护士更换敷料时提拉导管、消毒剂未干、贴敷料致松动后导管脱出等等。

3. 患者因素。

（1）患者身体虚弱，出汗多致敷料松动。

（2）患者出现过敏症状时用纱布进行覆盖固定不牢固。

（3）患者肢体活动过度。

（4）患者依从性差，对护士交代的注意事项不配合及掌握等。

（二）临床表现

1. 导管一部分脱出置管血管外，盘曲。

轻度：脱出，但尖端仍然在上腔静脉。

中度：尖端在锁骨下静脉。

重度：尖端在外周静脉或除尖端极小部分外脱出。

2. 脱出的处置指引：

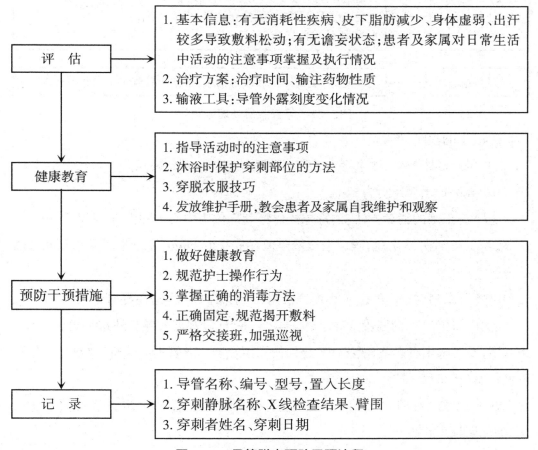

图5-31　导管脱出预防干预流程

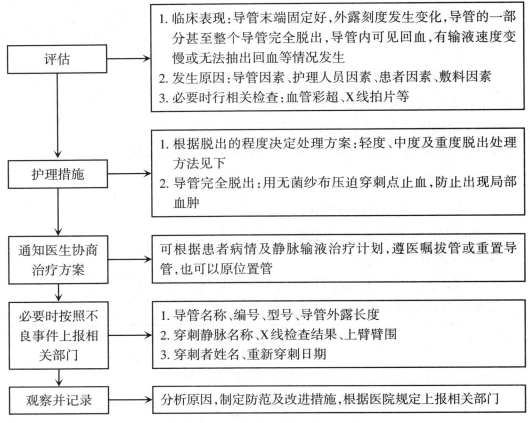

图5-32 导管脱出处理流程

3. 脱出的预防。

（1）做好健康教育,注意穿衣、活动、沐浴及自护的观察要点。

（2）规范护士操作行为。

①掌握正确的消毒方法:消毒棉棒以穿刺部位为中心画圈消毒,由内到外四周扩展,至少30 s/次,3次后,确保消毒液停留在皮肤上2 min,完全干燥而达到充分杀菌效果。

②揭开敷料时,零角度,一手揭开敷料,一手保护导管,避免导管带出。

③正确固定:三向瓣膜式导管外露4～6 cm,前段裁剪式导管外露0～2 cm,呈U或C型,不宜采用直型或S型固定,建议使用固定器。导管不应暴露于敷料外,敷料外使用PICC袖套保护。

④对过敏患者的纱布要牢固固定,弹力绷带护套,意识不清,躁动患者给予约束,加强交接班管理。

评估脱出的程度,大于3 cm需要行X线检查。

轻度脱出:回血良好,三向瓣膜导管在无菌操作下,垂直修剪导管,重新安装连接器;前段裁剪导管,只能将脱出部分盘曲在敷料下进行固定。

中度脱出:不影响普通药物输注,处理方法同轻度处置,但不适宜输入刺激强的化疗药物、脂肪乳、高浓度电解质等。需加强观察,以便及时发现并发症。

重度脱出:容易引起上肢疼痛、肿胀,穿刺部位渗液、静脉炎等,不能输注刺激性药物,可以根据病情及输液治疗计划,选择拔管或重新置管。

十一、局部感染

(一)概述

局部感染指导管入口处红肿、硬结、有脓性分泌物。局部感染是留置中心静脉导管一个较为常见的并发症,严重者可发展为导管相关性血流感染。

(二)原因

1. 护理操作不规范,穿刺及护理时未严格执行无菌技术操作,细菌随护士的手侵入穿刺点,当患者全身抵抗力低下时引起局部感染。

2. 长时间使用腐蚀性药物易引起静脉血管内膜损伤,出现轻度局部感染。

3. 患者自身免疫力低下,对细菌所致局部炎症的抗炎能力也随之下降。

4. 与应用的化学药物及患者骨髓抑制的严重程度有关。

5. 穿刺点局部渗血、渗液若不及时处理,易引起细菌繁殖导致局部感染。

6. 敷料松动后未及时处理。细菌及尘埃经皮肤与血管间的窦道进入穿刺点引起感染。

(三)临床表现

1. 穿刺部位皮肤出现红斑、触痛、肿胀、化脓,局部皮温增高明显等局部炎症现象表示导管口感染。

2. 穿刺部位皮肤周围出现大于2 cm的红斑、触痛、肿胀,可认为是导管管道感染,也可能合并部分血液感染。

3. 取穿刺点分泌物进行细菌培养,结果成阳性提示为导管口感染。

4. 减轻特殊药物输注对血管损伤的方法。

(1)热敷能促进血液循环,软化、充盈血管,易于穿刺,可以减少药物渗漏的发生。

(2)局部涂擦海普林软膏、喜疗妥软膏等。

(3)静脉输入药物。化疗前静滴生理盐水250 mL,地塞米松5～10 mg,可有效地减少化疗药物对静脉血管壁的刺激,减轻炎症,缓解疼痛。如同时持续输入多巴胺、多巴酚丁安、阿奇霉素等腐蚀性药物外周静脉时,应建立两条留置针通道,每隔2～3 h交替使用。

化疗结束后,用生理盐水50～100 mL滴注,拔针时,先拔出针头,使针头在没有压力的情况下退出管腔,再立即用干棉签按压穿刺点,按压3～5 min,直至出血停止,预防渗出。

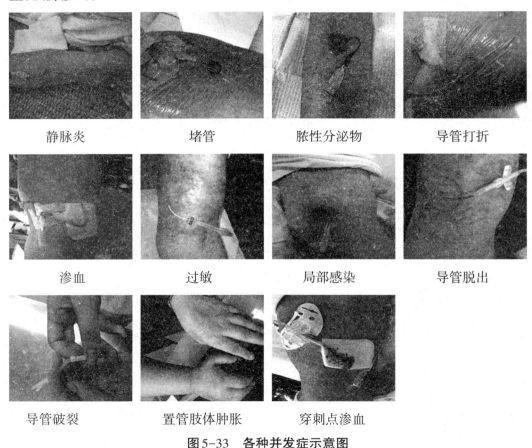

| 静脉炎 | 堵管 | 脓性分泌物 | 导管打折 |

| 渗血 | 过敏 | 局部感染 | 导管脱出 |

| 导管破裂 | 置管肢体肿胀 | 穿刺点渗血 |

图5-33　各种并发症示意图

十二、拔管困难并发症

拔管困难是由各种因素引起,在拔管过程中出现牵拉感或弹性回缩,从而使导管无法顺畅拔出。

(一)原因

1. 血管痉挛收缩,如患者过度紧张、焦虑、恐惧、疼痛,使交感神经兴奋性增强。

2. 体位不当,如上肢外展不充分,腋静脉角度加大。

3. 导管打折异位。

4. 血管内皮增生,静脉炎症,肿胀及管腔狭窄。

5. 纤维蛋白鞘和血栓形成,包裹使血管管腔狭窄。

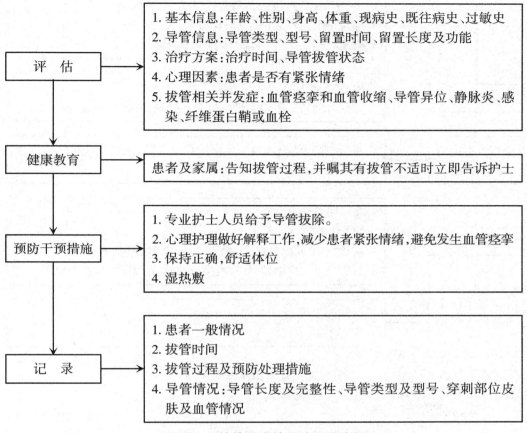

图5-34 拔管困难的预防干预流程

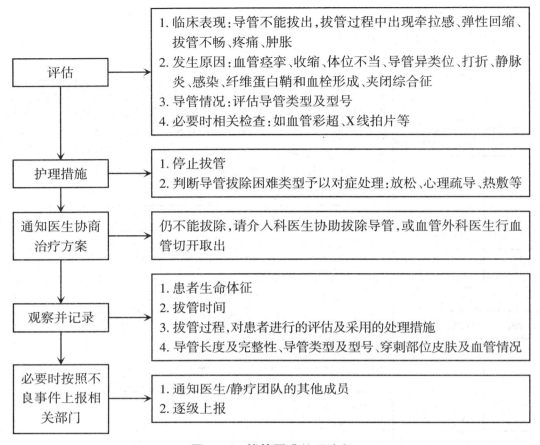

图5-35 拔管困难处理流程

十三、典型案例分享

（一）导管异位

[案例一]

1. 病历资料。

患者,女,50岁,诊断为"卵巢癌"。因卵巢癌综合治疗后复发,需进一步化疗住院。入院后完善相关检查拟行化疗,遵医嘱予以患者行PICC置管,因患者上肢静脉血管条件差,穿刺困难,选择左颈外静脉穿刺,穿刺一次成功,送管顺利,送入导管15 cm时,导管送入不畅,行X线定位,发现导管前端误入对侧颈内静脉,后退出导管,重新送管,仍不能进入上腔静脉。

2. 原因分析。

从左颈外静脉穿刺,导管进入上腔静脉要从左侧的锁骨下静脉跨过左右锁骨下静脉交界处进入上腔静脉。行径较长,容易引起异位,结合患者病情,患者腹水严重,不能平卧,置管时取右侧卧位,导管异位与体位影响相关。

3. 预防措施。

置管前评估患者有无血管畸形、瘢痕和狭窄,有无外伤史及血栓形成史,穿刺前采取平卧位,正确测量长度,送管时动作轻柔,遇阻力时勿强行送管,患者血管条件不好时,可选择超声引导下PICC穿刺。

4. 处理措施和患者预后。

调整患者体位,抬高床头30°,协助患者饮温水200 mL,主要是帮助其放松紧张情绪,将导管退到10 cm,一人在无菌操作下送管,一人在高于患者的位置将导管接抽有0.9%氯化钠溶液的注射器正压冲管。同时指导患者进行深呼吸,利用重力的作用将导管送入上腔静脉。通过如此调整,导管最终送入上腔静脉,患者携带导管完成6周期全身化疗。

[案例二]

1. 病历资料。

患者,女性,诊断为"结肠癌",术后行化疗。查右肘部静脉条件差,左肘部可见头静脉。予头静脉穿刺,穿刺顺利,送导管未受阻,X线定位显示:导管位于腋静脉。

2. 原因分析。

因头静脉前粗后细,且高低起伏,进入腋静脉处有较大的角度与血管分叉。头静脉静脉瓣较多,在腋静脉上方汇入腋静脉或锁骨下静脉,汇入锁骨下静脉前,多有一个静脉瓣,导管不易通过而返回腋静脉,头静脉在与锁骨下静脉入口连接处形成上弓形,因上弓角度问题,导管不能顺利进入上腔静脉。尖端抵触血管壁而折返进入腋静脉。

3. 预防措施。

PICC置管操作由取得PICC资格证书有资质的护士操作。告知患者穿刺中的注意事项,并取得配合,穿刺过程中若患者憋劲或咳嗽可暂停操作,等患者缓和后,从导管内正压冲5 mL 0.9%氯化钠溶液,再送管。PICC穿刺应首选贵要静脉,因为贵要静脉管腔由下向上逐渐变粗,静脉瓣较少。

4. 处理措施和患者预后。

协助患者摆好体位,将穿刺侧上肢摆放与躯体呈45°~90°(按PICC穿刺要求),戴无菌手套,建立无菌区,消毒,冲洗手套上的滑石粉。根据X线摄片所示,退出导管异位长度一般12 cm左右,X线透视显示导管末端平直于锁骨下静脉时,用0.9%氯化钠溶液纱布浸湿退出的导管,以增加导管的润滑度,减少送管的阻力,由助手衔接上准备好的20 mL装着0.9%氯化钠溶液的注射器,在0.9%氯化钠溶液快速冲入的同时,操作者将导管缓慢送入原测量长度,再次X线透视显示导管末端到达上

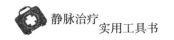

腔静脉下端。位于脊柱右侧第五、六肋间隙,患者置管成功。

(二)导管堵塞

[案例一]

1. 病历资料。

患者,女性,诊断为"宫颈癌",术后行化疗。遵医嘱行PICC置管。置管过程顺利,经X线确定导管位置正确,患者化疗顺利完成出院。患者遵医嘱行术后第二次化疗再入院,护士为其进行导管维护,表现为既不能输入液体,也不能抽到回血,确定为PICC导管堵塞。

2. 原因分析。

导管堵塞在PICC并发症中发生率最高。导管堵塞的原因很多,如:冲管、封管方法不正确、不及时,致使药物沉积或血液反流,在导管形成血凝块或血栓。剧烈咳嗽,用力大便使上腔静脉压力过高或导管移位及接头松动、脱管等导致血液反流,导管打折,患者的血液呈高凝状态等。该患者化疗后回家,呕吐、厌食、胃肠道反应较严重。曾在当地诊所经PICC导管输注葡萄糖、维生素、白蛋白,询问患者,得知在输注完白蛋白后未冲管。该案例导管堵塞的主要原因是输注白蛋白后未及时冲管。

3. 预防措施。

选择合理的封管液和液体量,采用正确的冲管、封管方法和遵循正确的冲管、封管时机,是预防导管堵塞的关键。三向瓣膜式导管可使用0.9%氯化钠注射液封管,但患者若病情危重,心力衰竭、酸中毒及患有恶性肿瘤,使用肝素盐水比0.9%氯化钠溶液好,前端开口的导管使用肝素盐水比0.9%氯化钠溶液好。若患者血小板低,对肝素过敏或者患有血友病应避免使用肝素盐水作为封管液,在输注高黏稠度大分子的药物如甘露醇、脂肪乳剂及血制品后,要立即用20 mL 0.9%氯化钠溶液将导管冲洗干净,若连续输注全合一的大营养袋,应每4 h冲管1次,冲洗干净后才能封管。

4. 处理措施和患者预后。

首先检查导管是否打折,通过X线确定导管尖端位置,排除导管打折和移位因素,遵医嘱使用5 000 U/mL尿激酶溶液负压再通法,经过48 h的处理,该患者导管未能再通,拔除导管,并更换新的导管重新穿刺置管,完成后续治疗。

[案例二]

1. 病历资料。

患者男,65岁,诊断为"胃癌"。术后行化疗,左上臂留置PICC管。2次化疗后带管出院,第三周期化疗入院时行PICC维护发现导管堵塞。

2. 原因分析。

患者年龄65岁,凝血功能显示D-二聚体值:2.36 μg/mL。留置的PICC导管为前端开口式导管,在家休息期间患感冒,剧烈咳嗽,导致上腔静脉压力增高,引起血液反流、凝固,导致堵管。

3. 预防措施。

导管的选择十分重要。研究表明,三向瓣膜导管的堵管率低于前端开口导管的堵管率,频繁剧烈咳嗽和使用拐杖患者,建议选择三向瓣膜式导管。血液呈高凝状态患者,应指导适量饮水,适度活动,置管侧肢体加强握拳运动,以促进静脉充盈和血液回流,睡眠时注意不要压迫穿刺处的血管。保持大便通畅,尽量避免因排便困难引起上腔静脉压力增高,前端开口的导管使用肝素盐水比0.9%氯化钠溶液好,可有效减少FIIa、FXa等凝血因子在导管外壁及血管壁的吸附,减少导管堵塞的发生。

4. 处理措施和患者预后。

遵医嘱使用5 000 U/mL尿激酶溶液负压再通法,经过10 h的处理,该患者导管再通,经治疗患者咳嗽好转,带管完成后续治疗。

(三)穿刺点渗液

[案例一]

1. 病历资料。

患者女,53岁,诊断为"卵巢癌"。术后行第一次化疗,于右肘上在B超引导下行改良塞丁格PICC置管,患者顺利完成第一次化疗出院。出院后第三天(置管后第五天),患者回到科室,查PICC穿刺处渗出淡黄色透明液体,并从透明敷贴周边渗出。

2. 原因分析。

PICC穿刺部位渗液有很多原因,如患者血浆白蛋白低,血浆外渗,周围组织水肿。组织液从穿刺点渗出,置管操作时,不同程度的血管内膜被损伤,激活凝血系统,从而导致纤维蛋白鞘形成。纤维蛋白在导管尖端形成鞘套。药液无法进入血液循环,包裹部分导管后导致输液时液体流向发生改变,输注的液体部分从穿刺点渗出。表现为输液时穿刺点渗出,采用B超引导改良塞丁格技术置管过程中常规用手术刀在穿刺点扩皮,若切口过大,导致PICC导管与周围组织存在间隙,可致使组织液从穿刺处渗出。如为老年和营养不良患者更加难以愈合,从而导致穿刺点持续渗液,其次是扩皮所致的淋巴管损伤,导致淋巴液渗出,渗出液呈微黄色或无

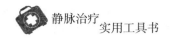

色。该患者血浆蛋白正常,排除白蛋白低导致的渗液,从导管能抽到回血,用20 mL 0.9%氯化钠溶液脉冲式冲管时,穿刺点无渗液,可以排除纤维蛋白鞘形成,该患者穿刺点渗液的原因可能是扩皮时导致的淋巴管损伤。

3. 预防措施。

PICC置管时注意操作细节,提高一次置管成功率。穿刺时与患者进行良好的沟通,缓解紧张情绪,以降低患者应激反应的程度,解除血管痉挛。常规PICC置管穿刺点多半在肘关节下。在这个部位的贵要静脉和肘正中静脉多半位于肘部正中或稍偏内侧,而手内侧的前淋巴结是沿着贵要静脉上行注入位于肱骨内上髁上方的肘淋巴结,所以穿刺点多半可以避开淋巴管的分布位置。改良塞丁格PICC置管术穿刺点在肘关节上手臂的内侧,与淋巴管分布的位置很近甚至交叉重叠,因此,肘关节上置管损伤淋巴管的概率比肘关节下置管高很多。使用塞丁格技术穿刺过程中发现进针位置与血管有偏差,必须将针退至皮下,重新调整方向后再穿刺。不可在穿刺过程中扭动穿刺针,使其走S形路线,超声引导时选用合适的导针规格,置入穿刺鞘前用手术刀沿着导丝方向平行扩皮,注意用力适度,使穿刺鞘能顺利进入皮肤即可,不可过大过深。送穿刺鞘手法正确,用大拇指、食指、中指将穿刺鞘稳妥固定在手中,沿着导丝方向平行送入,边旋转边用力向前推进,使其安全进入血管,不可使用暴力,以免穿刺鞘弯曲打折或变粗糙而损伤组织和血管。

4. 处理措施和患者预后。

穿刺点用藻酸盐敷料覆盖,用弹力绷带适当加压包扎,每天换药,敷料浸湿及时更换,注意观察渗出液的颜色、性质和量以及有无感染,渗液一般在1周会停止。如仍有渗液,可以将弹力绷带包扎的范围往上扩大。指导患者多握拳,尽量少屈肘,直到渗液停止,2周后导管穿刺点停止渗液。

[案例二]

1. 病历资料。

患者男,50岁,诊断为"肝癌"。遵医嘱行PICC置管术,经右肘下贵要静脉盲穿置入,第二次化疗后PICC穿刺点明显渗液。渗出液为无色透明液体。

2. 原因分析。

导管的尖端被肿大的淋巴结和不明原因的静脉夹层压迫,会阻挡药液流入上腔静脉、药液流入阻力最低的穿刺点。该患者胸部CT未发现导管的尖端被肿瘤、肿大的淋巴结或不明原因的静脉夹层压迫,用20 mL 0.9%的氯化钠溶液脉冲式冲管时,排除纤维蛋白鞘形成。患者为肝癌化疗患者,肝脏合成蛋白的功能下降,患者食欲减退,蛋白质摄入减少,导致血浆白蛋白降低,该患者血浆白蛋白仅为27.5 g/L低蛋白血症造成血浆胶体渗透压降低,导致体液向血管外渗出。周围组织水肿,组织液从穿刺点渗出体外。

3. 预防措施。

PICC穿刺点渗液与患者自身疾病、穿刺方法和导管维护过程中纤维蛋白鞘形成等有关。为减少PICC穿刺点渗液的发生,置管前,应全面评估患者的病情,积极治疗原发病,如纠正低蛋白血症等,穿刺过程中合理选择静脉,掌握穿刺及送管技巧,尽可能做到穿刺置管一次成功,置管后规范化维护,出现PICC穿刺点渗液时切忌盲目拔管,应仔细分析原因,给予相应的处理。

4. 处理措施和患者预后。

鼓励患者多进食富含优质蛋白的食物,如牛奶、瘦肉、鱼等,遵医嘱输入血浆、人血白蛋白治疗。指导其抬高患肢,多做握拳动作,穿刺点处用无菌纱布或藻酸盐敷料覆盖,用弹力绷带适当加压包扎,每天换药、敷料,浸湿及时更换。1周后患者低蛋白血症纠正,穿刺点渗液停止。

(四)导管破损和断裂

[案例]

1. 病历资料。

患者女,56岁,诊断为"短肠综合征"。遵医嘱于右肘正中静脉置入三向瓣膜式PICC导管形成肠外营养。导管外露部分固定于上臂皮肤上,置管后3个月患者家属在家中维护,冲管时发现PICC体外部分连接器处破损,立即电话联系当地医院有PICC资质的护士上门处理。

2. 原因分析。

导致PICC导管破损的因素有:非专业人员进行护理,导管固定方法不对,滴速变慢或推出有阻力时暴力冲管等。该患者在家输注肠外营养液,输注完毕冲管不充分,可致脂类沉积,使导管部分或完全堵塞,致使滴速变慢或推注有阻力,此时如暴力冲管,易导致导管破损。导管固定不正确,屈肘时导管连接器处打折,可使导管受损。

3. 预防措施。

对于需长期在家用药和维护的患者,出院前评估患者和家属,确保其全面掌握相关知识,并告知离家最近的有PICC资质护士的联系方式,以便紧急情况下寻求帮助。尽量在肘上置管,将导管体外端向上固定,这样能减轻肢体活动时对导管的牵拉,并避免因屈肘引起的导管打折。固定导管时,尾端呈C型,避免患者屈肘时导管与连接器连接处打折。

4. 处理措施和患者预后。

该患者使用的是三向瓣膜式导管,破损部位在体外离穿刺点6 cm处,可采用修

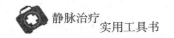

复导管的方法。当地医院有PICC资质的护士接到电话后及时上门,将导管修复好。

（五）血栓

[案例]

1. 病历资料。

患者男,63岁,诊断为"肺癌",行化疗。于化疗前一日在右肘下贵要静脉留置前端开口PICC导管,穿刺2次成功,置管后第五天,患者置管处红肿、疼痛,能扪及2~3 cm硬结,测量臂围比置管前增加2 cm,彩色B超显示右贵要静脉血栓形成。

2. 原因分析。

（1）置管时2次静脉穿刺和送导管均可造成静脉内膜损伤。

（2）穿刺部位在肘关节下,肘关节活动时易导致导管进入体内摩擦静脉内膜。

（3）患者患肺癌且年龄为63岁,血液呈高凝状态。

（4）患者未按要求进行置管侧手臂功能锻炼。

3. 预防措施。

（1）避免反复穿刺,送管时动作轻柔。

（2）肘下置管患者置管后24 h内尽量不屈肘。

（3）置管后指导患者正确进行置管侧手臂功能锻炼。

4. 处理措施和患者预后。

（1）安慰患者,抬高肢体,不揉搓患肢。

（2）患者无抗凝溶栓禁忌,遵医嘱使用抗凝、溶栓药物,并密切观察用药后有无不良反应。

（3）多磺酸黏多糖乳膏涂抹红肿硬结处。

（4）观察患者置管侧手臂皮肤温度、颜色,每日测臂围,定期复查血管彩超,观察静脉血栓的转归。

（5）导管保存。1周后患者手臂肿胀消退,10天后硬结消退,4周后复查血管彩超。栓塞的右贵要静脉恢复血流,患者带管完成后续化疗。

（六）静脉炎

[案例]

1. 病历资料。

患者,男,9岁,诊断为"骨肉瘤",化疗前一日从左肘下贵要静脉穿刺留置三向瓣膜式PICC导管。导管尖端位置正常,化疗间歇期患者带管出院,因天气炎热,患者出汗多,贴膜松动,未及时更换贴膜。回家后第四天,患者穿刺点皮肤发红、肿胀,并有脓性分泌物。患者第五天返回医院,无寒战发热。

2. 原因分析。

该患者在带管期间出现穿刺点发红、肿胀,并有脓性分泌物,为细菌性静脉炎典型表现,发生原因为贴膜松动未及时更换。

3. 预防措施。

出院前做好带管教育,贴膜松动、潮湿应及时更换。

4. 处理措施和患者预后。

(1)耐心向患者及家属做好解释工作,减轻患者紧张情绪。

(2)揭除贴膜,先不使用消毒剂,取脓性分泌物做细菌培养,穿刺点外涂莫匹罗星软膏。如细菌培养为革兰阳性菌感染可使用0.5%~1%活力碘湿敷穿刺点。5天后患者穿刺点局部红肿消退,无分泌物。患者携带导管完成后续治疗。

(七)导管相关性感染

[案例]

1. 病历资料。

患者女,68岁,诊断为"乳腺癌"。2017年7月29日行新辅助化疗,8月4日从右手肘置入PICC,经PICC完成全身化疗等各项静脉输液,8月12日,患者化疗结束,携带PICC管出院。8月16日,患者PICC局部穿刺处出现红肿疼痛,8月18日,患者诉头疼、畏寒、高热,穿刺处肿胀,患者自认为感冒。8月19日患者女儿回家,发现患者高热不退,意识模糊,立即送往当地医院救治。查看PICC局部红肿、硬结、疼痛,穿刺处有脓液渗出,当地医院拔出PICC管,从穿刺处抽出脓液50 mL。医疗诊断:脓毒败血症、急性肾衰竭、电解质紊乱、休克,予以抗感染等对症支持治疗。

2. 原因分析。

该患者PICC穿刺点局部红肿疼痛、化脓等感染症状明显。症状进展迅速,出现头痛、畏寒、高热、意识模糊等全身症状,考虑导管相关性血流感染。因该患者导管相关性血流感染发生在PICC置入1周以后,分析主要原因:管内细菌移行和生长是发生导管相关性血流感染的主要原因,患者的年龄68岁,全身化疗后白细胞值往往在7~14天降到最低,患者免疫力下降,细菌从局部穿刺处移行,导致导管相关性血流感染。

3. 预防措施。

(1)加强患者的出院宣教,对于文化程度低的患者需采用通俗易懂的宣教方法进行有针对性的健康宣教,如示范法、图文并茂的宣传手册等。

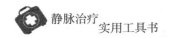

(2)对于老年患者,因理解能力、记忆能力下降,建议向家属等进行宣教,强调携带PICC管的风险,患者出院后需要家属全程关注。

4.处理措施和患者预后。

建立PICC患者的随访机制,落实随访制度,及时了解患者出院后携带的导管情况是预防和处理相关情况的关键。该患者导管拔出后,经当地医院积极对症处理后痊愈,第二次化疗时留置植入式输液港完成后续治疗。

十四、PICC导管置入的疑难问题与处理

(一)困难穿刺的原因

困难穿刺是指经外周中心静脉置管时,反复多次穿刺,穿刺针不能进入靶静脉。

1.患者因素。

(1)患者精神紧张,不能配合穿刺。初次置管的患者都会有不同程度的紧张、恐惧等不良情绪。紧张和焦虑会引起交感神经兴奋,肾上腺激素的分泌增多,而引起血管紧张素的分泌增加时,全身血管开始痉挛,管腔缩小,影响穿刺。

(2)患者对于一针穿刺成功的期待值较高,一旦第一针失败,可能会拒绝继续穿刺。

(3)血管条件差,如静脉壁硬化、脆性增加,管壁狭窄、弹性丧失,血管细、充盈度差及血管滑等因素,均可造成穿刺困难。

(4)由于疾病的原因,穿刺时体位受限,如穿刺侧肢体无法伸直或不自主的活动,对穿刺过程造成压力。

(5)病人或环境温度过低。

2.穿刺者因素。

(1)初学者心理素质不稳定,置管经验缺乏。由于PICC导管价格昂贵,病人及家属渴望一次成功,往往使得置管者感觉到很大的压力,心理素质不稳定,容易因为紧张造成穿刺失败。

(2)对穿刺鞘的特点不了解,操作不熟练,穿刺技术不过关。穿刺鞘的原理虽然与套管针相似,但穿刺鞘针头较粗,针尖斜面相对套管针较长,如果见到回血即推套管,可能由于针尖未完全进入血管致推套管失败。

(3)进针方向、角度或深度不正确。传统盲穿时,对于不可视血管,完全凭借穿刺者的触摸,如果判断不正确,可导致穿刺失败。

(4)对PICC置管静脉的解剖不了解。

（二）困难穿刺的处理

（1）患者的血管条件差是客观存在的因素，无法改变。穿刺者只能针对患者的血管状况确定穿刺方法、使用适合的配件和仪器，以保证穿刺成功。

（2）对于体位受限的患者，可请他人帮助维持合适的体位。

（3）焦虑是一种害怕出现不良结果的状态。接受PICC置管患者的焦虑主要来源于对穿刺时疼痛的恐惧、害怕置管失败和带管过程中可能出现的并发症。任何的医疗操作都存在一定的风险，在置管前要对患者及家属充分告知，以取得理解。

（4）PICC导管的置入，是穿刺者与患者互动的过程。置管的成功与操作者的心理素质密切相关，冷静、沉着的态度可以使患者具有安全感，认真、熟练的操作可以取得患者的信任。

（5）施行PICC导管置入的护士除了在校期间曾学习过大体解剖学之外，对于不同静脉的解剖学知识显然是不够的。如果要做到对各种途径的熟练掌握则需要进一步学习，包括深静脉的解剖。

（6）操作者从无经验成为有经验的操作者，50次置管常被认为是一个界值。初学者心理素质不稳定，置管经验缺乏。PICC置管与静脉输液操作不同，初学者没有更多地在患者血管进行反复练习的机会。在操作中可多备一名置管者，以减轻操作者的心理压力。

（7）传统PICC穿刺鞘的穿刺手法与临床常用的浅静脉套管针原理相同，只是直径较粗，对血管的损伤较大。操作者可在临床上多练习浅静脉套管针的穿刺技术，增加信心。超声引导下的穿刺技术与传统的留置针穿刺技术有本质的不同，需要经过专业的手眼协调训练和一定的临床实践。

（8）PICC置管作为中心静脉的一种，就是需要将导管置入血管内，这与普通的静脉穿刺有一定的区别。在做深静脉穿刺时，穿通静脉时常发生，由于抽不到回血，对于缺乏临床经验的术者，可误认为穿不中静脉。此时可边回抽边缓慢退针，至回血通畅处，针口即完全位于静脉内。PICC穿刺进针过深时也可以采用此法，使插管鞘端口位于血管内，送入导管即可。

（9）注意保暖甚至适当加温。

（三）导管送入困难及处理措施

导管送入困难是PICC置管过程中的常见问题，主要原因有以下几点：

1. 患者精神紧张。

紧张和焦虑会引起血管痉挛，管腔缩小，影响导管的送入，送管时会有发涩的感觉。处理措施：

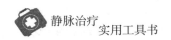

（1）操作中注意做好心理安慰,送管时遇阻力,暂停送管,并与患者交流,指导患者深慢呼吸,患者精神放松后再送管。

（2）边冲管边送管,以减少对血管壁的刺激。

2. 插管鞘送入位置不佳。

插管鞘送入过深,已穿破血管;插管鞘顶住了血管壁。处理措施:退出 PICC 导管,见套管口血缓慢流出,未见汩汩流出,调整鞘位置,将抽吸有生理盐水的注射器（10 mL 或 20 mL）连接插管鞘,边抽吸边缓慢向外稍退出插管鞘,退至回血通畅处,再尝试将 PICC 导管送入。

3. 血管的静脉瓣阻碍。

临床表现为回血良好,注入盐水没有外渗,血管没有扎穿,但导管就是送不上去。处理措施:

（1）为避免送管困难,正确选择血管,首选贵要静脉。按照人体解剖学,贵要静脉管腔由下至上逐渐变粗,静脉瓣较少,利于送管。

（2）快速推注 10～20 mL 生理盐水后立即送管。借助生理盐水的冲力使静脉瓣漂移,达到顺利送管的目的。

（3）一边推注生理盐水,一边送管。一方面使静脉瓣漂移,一方面使导管漂浮,再尝试送管。

4. 静脉瘢痕或管腔缩窄。

这种原因引起的送管困难,常常无法解决,需要更换置管静脉。预防措施:充分评估血管条件,选择粗、直、有弹性的血管,尽量不选曾手术、切开、穿刺过的静脉,以免疤痕挛缩引起血管狭窄而导致送管失败。

5. 静脉走形及解剖异常。

由于静脉走形及解剖异常出现的送管困难,多次调整后无效时,可以在放射科透视下调管。

6. 体位影响。

体位摆放将置管侧上肢与躯干呈90°,以减少血管弯曲度,指导患者放松肢体,旋转导管角度或将导管退出一点再送。如送管不顺利,可给予患者半坐卧位或坐位,以借助重力的作用顺利送管。每个人的体内血管走形可能存在一定的差异。没有适用于所有人的一种体位,具体操作中遇送管困难时,可尝试不同的体位,能将导管顺利送入即可。

7. 胸腔内或血管内留置器材的影响。

插管前必须先了解病人的血管使用情况,比如血管内留置器材、锁骨下静脉导管、使用器材既往史、并发症发生的既往史等,对有起搏器的患者,可以从对侧手臂置入PICC导管,如果为短期输液,我们可以把PICC导管尖端放到锁骨下静脉,可避免导管间的缠绕。如果长期留置输入刺激性药物,导管尖端必须放置到上腔静脉。

（四）PICC置管过程中的导管异位及处理措施

PICC导管头端的准确位置是在右心房之上3~5 cm处,或位于上腔静脉的中1/3至下1/3处,导管头端应与血管壁平行。PICC导管的异位是指将导管不正确地置入右心房或右心室,或将导管错误地置入上腔静脉或下腔静脉以外的静脉。发生这种情况时PICC导管经头静脉穿刺时最常发生异位的位置是腋静脉,经贵要静脉进行置管时最常发生异位的位置是同侧颈内静脉。经颈外静脉插管导管异位发生率可高达50%,主要是导管误入同侧腋静脉或在颈外静脉内迂回。颈内静脉插管异位率为0.4%~5%。股静脉置管可能异位于髂静脉、肝静脉和肾静脉等。不论何种穿刺置管途径,如果置管过深均可导致导管进入右心房。PICC导管异位易带来心脏及外周静脉并发症,特别是异位于头静脉、腋静脉及胸外侧静脉等,相当于又回到外周静脉血管,难以耐受长期输液及输入刺激性药物。

1. PICC导管异位于右心房。

（1）PICC导管异位于右心房的原因。

①可能为体表测量时不够准确,导致测量长度过长所致。外部的测量不能十分准确地显示体内静脉的解剖。导致测量不准的因素还包括:病人衣物的影响、患者的年龄和解剖标志不明显。

②研究表明,经颈内静脉或锁骨下静脉置管时,患者头部最大限度的活动可导致导管有2 cm活动;而经外周静脉穿刺置管时,可导致导管更大范围的活动。

③导管固定不良。

（2）PICC导管异位于右心房的临床表现。

右心房导管异位时最明显的临床表现是心律失常,其原因是导管的尖端反复刺激心脏。患者一般主诉心悸、胸痛,心电图表现为室性或房性早搏、快速型心律失常等。在导管质地较硬时,大范围的导管移动可导致心脏损伤或穿孔,严重时危及患者生命。

（3）PICC导管异位于右心房的预防和处理措施。

①在长期留置导管期间,尤其是经上肢外周静脉置管时,由于头颈和上肢的活动,导管位置可发生移动,进入右心房,所以不主张导管头端位于接近右心房口,更不应置于右心房内。

②操作者应熟悉与PICC测量置入长度相关的解剖标志,充分暴露测量部位,减少衣物对测量的影响。小儿如果按照成人的方法测量会导致导管置入过深,小

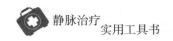

儿的PICC置管长度应从预穿刺点沿静脉走向至右胸锁关节加1 cm较好。

③在PICC导管基本置入到预测长度时，如果患者突然出现心悸、心率不齐等症状时，说明导管进入太深，应慢慢往外拔导管，同时了解病人的感觉，待病人心悸的症状消失时即可停止拔导管。

④规范进行导管维护。每次导管维护时，要观察导管的体外刻度，与原始刻度核对，判断导管有无移位，如果导管移入体内，要及时拔出至原刻度。距穿刺点1 cm处安装固定翼，用无菌胶带固定固定翼；贴膜下缘用无菌输液贴交叉固定，再横向固定；敷料潮湿或松动时及时更换。以上措施均可减少带管期间导管移动的可能。

2. PICC导管异位于颈内静脉。

导管异位入颈内静脉后若不及时调位或调位不成功可导致后颅神经损伤、静脉炎、导管堵塞、静脉血栓等并发症，既增加患者痛苦，又缩短导管使用时间。

（1）PICC导管异位于颈内静脉的原因。

①患者疼痛和紧张，体位配合不良，常出现异位。

②患者由于疾病因素，无法配合穿刺。有的患者可能存在血管瓣膜，或分叉的解剖变异。

（2）PICC导管异位于颈内静脉的临床表现。

①如果导管异位于发生在颈内静脉的颅内部分，患者可主诉有耳根部疼痛等症状，如果发生于颅外部分则无明显症状。

②送管至剩余10 cm左右时，操作者感觉导管有反弹。

③往导管内推注生理盐水时让患者判断耳后有无"咕噜"声，如果有，说明导管异位到了颈静脉。

（3）PICC导管异位于颈内静脉的预防和处理措施。

①置管时注意保暖，穿刺时患者取平卧位，穿刺侧上肢外展90°，以减少血管弯曲。送管时，当推测导管进入肩部10~15 cm时，让患者头转向穿刺侧手臂，下颌靠近肩部；对于强迫体位或无意识的病人，可由助手按压穿刺侧颈内静脉。减少导管误入颈静脉的几率。

②导管送到位后，使用血管超声仪探查颈静脉，观察有无导管回声，如果有，说明异位至颈静脉，可在术中超声定位下及时调整。

③插管前，略抬高床头，使导管凭借自重下行至上腔静脉，可以减少进入颈内静脉的机会。吕玉芳等人的研究表明，半坐卧位后肩部高于心房平面，进入无名静脉的PICC管可以依靠重力的作用，增加向下行进的几率，避免进入颈外静脉；另外，抬高床头可以增加上腔静脉的回流血量及流速，血流作用于导管，促进其向下进入头臂静脉。半坐卧位患者（尤其是呼吸困难者）能够较好配合插管操作。

　　④送管至剩余10 cm左右时,送管一定要缓慢,仔细体会手部的感觉,感觉反弹时,要回退导管,重新送管至送管手感顺畅为止。

　　⑤感觉送管不顺和需要做化疗的患者,可先不撤导丝,待X线胸片定位正常后再撤出导丝。待支撑导丝复位,增加了送管力度和速度,复位送管如初次置管一样,复位时间大大缩短,从而保证了患者的体位配合,显著提高了复位成功率。由于PICC导管柔软,导丝撤除后将增加导管复位时的难度,甚至导致复位失败而影响导管的使用。

　　⑥处理措施:一旦发现导管异位,须在发生后1～2 h内实施正位处理。根据X线胸片测得患者导管异位颈内静脉的长度,未撤导丝者复位比较容易,应积极复位。已撤除导丝者,如进入颈静脉较浅,可以嘱患者做跳跃动作或下楼梯,通过重力原理使导管回到头臂静脉,如进入较深则应进行及时调整。

　　A. 未撤导丝时异位颈内静脉的复位方法:调整体位使穿刺侧肢体外展90°,除去PICC固定贴膜,按PICC穿刺要求,建立无菌区并消毒导管体外段及支撑导丝尾部不少于3次,铺孔巾,外拔PICC导管至锁骨下静脉,颈内静脉在胸锁关节后方与锁骨下静脉汇合成头臂静脉,所以为了防止复位时再次进入颈内静脉,应至少将导管尖端拔至胸锁关节,拔出过少将导致复位失败。先退出PICC导管异位长度在孔巾上,一般12～20 cm。让患者头转向穿刺侧手臂,下颌靠近肩部;对于强迫体位或无意识的病人,可由助手按压穿刺侧颈内静脉,减少导管误入颈静脉的几率。由助手边推注生理盐水,同时复位操作者轻柔匀速送管至所需长度。调整时可将B超探头置于颈内静脉处,观察调整过程中有无颈内静脉异位,对于频繁颈内静脉异位的患者,可于透视下调整。经X线胸片确认PICC导管头端到达上腔静脉中下1/3处,即复位成功。

　　B. 已撤导丝时异位颈内静脉的复位方法:患者取平卧位或半坐卧位,调整体位使穿刺侧肢体外展90°,除去PICC固定贴膜,按PICC穿刺要求,建立无菌区并消毒导管体外段及导管尾部不少于3次,铺孔巾,因已无导丝支撑,柔软的导管送入困难,而且由于血管鞘已经撤出,导管在穿刺点处进入有阻力,所以外拔导管应谨慎,避免一次性拔出过多。根据X线胸片测得患者导管异位颈内静脉的长度将导管拔至右胸锁关节,如果穿刺点处导管送入困难,可使用14 g直形留置针的外鞘导入血管。一旦复位失败,导管尖端位于右胸锁关节,也可以使用。

　　[案例]

　　于某,男,68岁,诊断为"非霍奇金淋巴瘤"。恶液质,极度衰弱。置管血管:右肘上贵要静脉,血管深度0.5 cm。患者平卧位,右上肢外展、外旋,采用超声引导下肘上置入导管,导管送入约10 cm时由助手协助患者歪头,置入过程顺利,导管送至

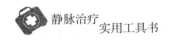
测量长度后,推生理盐水时患者未诉不适。未撤出导丝,放射科X线定位导管尖端位于同侧颈内静脉。

调整方法:在放射科调整,患者平卧位,上肢外展90°,将导管回撤至锁骨下静脉,经重新送管,进一步外展上肢,边推注生理盐水边送管,协助患者歪头,采取头正位、掌压颈静脉等方法,带导丝调整导管6次均未成功复位,导管仍位于颈内静脉。最后将导管尖端拔至右胸锁关节处,撤除导丝,推送导管至测量长度,X线示导管尖端位于第二至第三肋,复位成功。

经验:许多老年患者,尤其是病情重的患者,通常不能很好地配合,无法正确地表达不适。绝大多数患者,在不撤出导丝的情况下复位容易,而导丝一旦撤出经常会由于皮肤的阻力、导管过于柔软和缺乏支撑而难以送入。此例患者皮肤松弛,撤出导丝后导管送入顺利。所以,一旦发生异位,要沉着冷静,尝试不同的方法,尽量使导管的尖端位于上腔静脉,以保证导管的使用和减少并发症的发生。

3. PICC导管异位于腋静脉。

腋静脉直径只有1.6 cm,静脉血流量为200 mL/min;上腔静脉直径男性1.88 cm,女性1.78 cm,静脉血流量为2 000~2 500 mL/min。越接近上腔静脉,静脉管径越粗,静脉血流速度越快,对血管刺激越小。静脉管腔直径小,直接导致了血流量的减少,引起湍流,延长了药液与内膜的接触时间,增加了内皮损伤的危险。异位腋静脉将导致血栓性静脉炎、机械性静脉炎和置管侧肢体水肿等并发症,影响导管的使用。

(1)PICC导管异位于腋静脉的原因。

①头静脉的角度因素:头静脉不是直接汇入锁骨下(腋)静脉,而是向内下弯曲注入锁骨下(腋)静脉。头静脉末端与锁骨下(腋)静脉夹角为:左侧59.1°±20.0°,右侧39.6°±5.0°。导管进入锁骨下(腋)静脉时,尖端可能会顶在对侧静脉壁上,此时送管有阻力,强行送管可能导致导管反折进入腋静脉。

②静脉瓣的阻挡:头静脉分支多,静脉瓣相对较多,在腋静脉上方汇入腋静脉或锁骨下静脉,汇入锁骨下静脉之前,多有1个静脉瓣,导管可能不易通过而返回腋静脉。

③体位因素:闻曲等人认为选择头静脉或肘正中静脉连接桡侧的头静脉为置管通路,若手臂外展与身体角度大于30°,臂部肱二头肌和三角肌上抬,形成与胸大肌间沟的挤压,导致头静脉与腋静脉的静脉角度增大,锁骨下静脉角度减小,导管易顺着角度较大的静脉前行。

④血管畸形、瘢痕或狭窄:先天性血管畸形、以往血栓形成病史、曾经穿刺置管至血管损伤及瘢痕形成、肿瘤压迫或推开该处血管等均可影响导管正常置入。

（2）PICC导管异位于腋静脉的临床表现。

送管遇阻力，撤除导丝后，如果导管尾端出现溢血或溢液现象，均提示导管异位。

（3）PICC导管异位于腋静脉的预防和处理措施。

①术前充分地评估患者，了解患者有无先天性血管畸形、以往血栓形成病史、曾经穿刺置管致血管损伤及瘢痕形成、肿瘤压迫等，选择健侧置管。

②尽量避免头静脉或走向头静脉的正中静脉置管，必须在头静脉置管时，手臂外展与身体角度小于30°或当导管进入20～25 cm时上举上肢，在送管过程中若遇到阻力，切忌强行送管，以免损伤导管和血管内膜，也不宜轻易撤出导丝，以免浪费导管，而应该保留导丝并保持导管无菌，及时与放射科联系进行透视或造影，明确导管位置和血管走向后再做对策。调整后仍于腋静脉折返，因未撤出导丝，另选静脉重新置管成功，提高了置管的成功率，减少了导管的浪费，减轻了患者的经济负担。

③导管送到位后，使用血管超声仪探查颈静脉及锁骨下静脉，以确定导管的基本走形。但是，锁骨下静脉在锁骨下潜行，B超不能穿透骨骼，所以不能显示全部PICC走向。即使在锁骨下扫查锁骨下静脉可见导管回声，也可能在锁骨下静脉处折回腋静脉。对于经头静脉或肘正中静脉穿刺的患者，要尽量从锁骨上扫查到导管回声，因为此处更接近于锁骨上静脉与上腔静脉交界处。

④导管误入腋静脉的复位方法。

方法1：未撤出导丝时放射科透视下复位。

用物准备：无菌治疗巾、无菌手套、生理盐水、0.5%碘伏、10 mL注射器、3 M透明贴膜、无菌棉球或棉签。

患者取平卧位，使患者穿刺侧手臂与身体角度小于30°，在放射科透视下再次确定异位腋静脉的长度。除去PICC固定贴膜，按PICC穿刺要求，消毒导管体外段及支撑导丝尾部不少于3次，建立无菌区。退出PICC异位长度，在透视下定位，当导管平直于锁骨下静脉处时，取下肝素帽，用10 mL注射器抽吸生理盐水，接在导管接口上（10 mL注射器推注生理盐水，压力相对较大，可促使PICC导管漂浮，易于送管）。此时使患者穿刺侧手臂与身体角度小于30°，头转向穿刺侧，下颌靠肩以防导管误入颈静脉。由助手边推注生理盐水，同时复位操作者轻柔匀速送管，将导管送至所需长度，PICC导管头端到达上腔静脉中下1/3处，即平于前肋第三肋间，同时X线摄片证实其位置。

方法2：已撤除导丝者的复位方法。

非放射科透视下复位，用物准备：0.9%氯化钠注射液若干、0.2%聚维酮碘棉棒

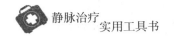

若干、20 mL 注射器4副。

协助患者取半坐位,穿刺侧手臂与肩关节呈90°。抽取20 mL生理盐水备用。由两位护士操作,去掉输液接头并消毒,一位护士用已抽取20 mL 0.9%氯化钠注射液的注射器脉冲式冲管,另一位护士沿静脉走向进行向心性胸部叩击(禁忌胸叩者除外);如患者体力允许,在胸部叩击同时嘱患者随着叩击的方向进行体位改变(身体由右侧向左侧慢慢地倾斜)。两位护士同时开始,直至推完生理盐水为止。通过生理盐水注射液脉冲式冲管,可以在导管返折处产生冲击力,促使导管伸直,同时配合胸部叩击,叩击能产生振动力,也可以促使导管往向心方向运行,从而调整导管运行方向,纠正导管返折。采用体位及叩击方法调整返折入腋静脉的导管,避免了退管,也无须B超和X线机的引导。

患者不能使用方法2或无效时,采用方法1,只是因为没有导丝,导管的送入比较困难。操作者在助手快速推注生理盐水的情况下,以0.5 cm/s 均匀送管(推注生理盐水的速度大于送管速度)4次,送入体内5.0 cm时,在透视下观察导管头端顺应静脉回流方向后,将导管送至所需长度,PICC 导管头端到达上腔静脉中下1/3处,即平于前肋第三肋间,同时X线摄片证实其位置。

4. PICC 导管异位于胸外侧静脉。

选择头静脉或走向头静脉的正中静脉置管,当导管送至腋静脉或锁骨下静脉时,可能会进入同侧胸外侧静脉。有文献报道,曾对152例乳腺癌PICC置管患者发生导管异位情况进行回顾性分析,其中27例选择头静脉穿刺置管的患者,异位于同侧胸外侧静脉者5例,而选择贵要静脉及肘正中静脉穿刺置管者均无异位于胸外侧静脉。 胸外侧静脉的外直径平均为3.26 mm,异位于胸外侧静脉应及时调整,无法复位时,可将其固定于锁骨下静脉或腋静脉处,留置于腋静脉的导管应视为外周静脉导管,使用不宜超过两周。长期输液和输注刺激性药物时,如果未撤导丝应拔出重置。

(1)PICC 导管异位于胸外侧静脉的原因。

①穿刺静脉的选择因素:肘正中静脉位于肘窝前方皮下,连于贵要静脉和头静脉之间,经该静脉穿刺置管,导管可能进入头静脉,也可能进入贵要静脉。头静脉以一定的角度汇入腋静脉,使得导管难以顺利通过。导管自头静脉向胸外侧静脉错位几率高,头静脉沿肱二头肌外侧上行,行经三角肌胸大肌间沟,穿锁胸筋膜汇入腋静脉或锁骨下静脉,其汇入锁骨下静脉时有一静脉瓣,PICC 推进至此时由于导管头端0.5～1.0 cm无导丝支撑,遇阻时再用力进管可使其回折入腋静脉或错位于胸外侧静脉。

②血管畸形、瘢痕或狭窄:先天性血管畸形、以往血栓形成病史、曾经穿刺置管

致血管损伤及瘢痕形成、肿瘤压迫或推开该处血管等均可影响导管正常置入。如锁骨下淋巴结肿大,锁骨下静脉受压,使导管通过障碍,导管进入锁骨下静脉的分支胸外侧静脉。

③体位因素:患者的上臂外展时,由于胸外侧静脉根部与锁骨下静脉的内侧构成一自然弧度,故导管可能进入胸外侧静脉。程乐梅等人认为半卧位时上臂位置不易固定,不利于躯干在同一平面并成90°角的最佳送管体位,致使导管推进至第一肋外缘锁骨下静脉时与该静脉上壁成角,导管头端向下返折导致错位发生。

④操作者因素:置管前未正确摆放穿刺侧上臂位置,为缩短操作时间而过快推送甚至阻力送管,头端一侧开口式导管(三向瓣膜式PICC)送管时推注生理水,使导管头端向开口的对侧漂移,易使导管发生错位。

(2)PICC导管异位于胸外侧静脉的临床表现。

操作者在送管至肩关节时有阻力感。导管尖端异位于胸外侧静脉时,抽回血亦通畅。输液时,清醒的患者主诉胸壁似有模糊不适。

(3)PICC导管异位于胸外侧静脉的预防和处理措施。

①术前充分地评估患者,了解患者有无先天性血管畸形、以往血栓形成史、曾经穿刺置管至血管损伤及瘢痕形成、肿瘤压迫等,选择健侧置管。

②置管后一定要经放射科定位导管尖端位置正常后,方可使用。

③尽量避免在头静脉或走向头静脉的正中静脉穿刺置管,如果自头静脉或走向头静脉的正中静脉置管,一定要注意送管时患者的体位,手臂外展与身体角度小于30°或当导管进入20~25 cm时上举上肢。

④送管时动作轻柔,遇阻力时勿强行送管,可后退2~3 cm,调整导管角度及上臂位置后,再试着推进导管;头端一侧开口式导管(三向瓣膜式PICC)送管至肩部时,勿推注生理盐水,以减少导管异位。送管过程中如遇阻力,不宜轻易撤出导丝,以免浪费导管,而应该保留导丝并保持导管无菌,及时与放射科联系进行透视或造影,明确导管位置和血管走向后再做对策。

⑤导管误入胸外侧静脉的复位方法。

在X线引导下退回导管至锁骨下(腋)静脉,手臂外展与身体角度小于30°或调整上肢位置与躯干成钝角,旋转导管,再次送管(已撤除导丝者,同时助手经导管推注生理盐水),观察导管走向正常时送管至预定长度,X线定位导管尖端位于上腔静脉,说明导管正位成功。无法复位时,可将其固定于锁骨下静脉或腋静脉处,留置于腋静脉的导管应视为外周静脉导管,使用不宜超过2周。调整后仍于腋静脉折返,如未撤出导丝,另选静脉重新置管,减少导管的浪费,减轻患者的经济负担。

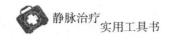

5. PICC 导管异位于头静脉。

头静脉解剖变异性大,该静脉基本上以一定的角度汇入锁骨下(腋)静脉,使得导管难以顺利通过。PICC 误入头静脉的现象在临床上少见,头静脉终点处宽度:左侧(0.57±0.18)cm , 右侧(0.56±0.10)cm,发生导管异位应及时予以纠正。

(1)PICC 导管异位于头静脉的原因。

①穿刺静脉的选择因素:头静脉解剖变异性大,由于头静脉可能是穿过锁骨而不走行于锁骨下,从而使静脉受压而使导管不能通过。此外,部分头静脉并不汇入腋静脉,而是分为更小的分支或者形成静脉丛,再注入同侧颈外静脉。头静脉还可以终止或者消失于肘窝近端。在头静脉或走向头静脉的正中静脉穿刺置管,有折返异位于头静脉可能。头静脉在汇入锁骨下静脉时有一静脉瓣,导管不易通过。

②头静脉不是直接汇入锁骨下(腋)静脉,而是向内下弯曲注入锁骨(腋)静脉。头静脉末端与锁骨下(腋)静脉存在夹角,导管进入锁骨下(腋)静脉时,尖端可能会顶在对侧静脉壁上,此时送管有阻力,强行(快速)送管可能导致导管反折回头静脉。

③体位因素:朴素宙报道的1例PICC 误入头静脉,患者取平卧位,于左前臂正中静脉进行穿刺,上臂外展与躯干呈90°,当导管送入35 cm时感到有阻力,导管送不进去,请影像技师给予造影,结果发现导管反折并误入头静脉。手臂外展与身体角度大于30°时,导致头静脉与锁骨下(腋)静脉的静脉角度增大,尖端可能会顶在对侧静脉壁上,导致导管折返头静脉的可能。而当患者穿刺侧上肢与头部的夹角小于30°时,上肢静脉与锁骨下静脉几乎处于同一水平线上,可减少导管的折返。

(2)PICC 导管异位于头静脉的临床表现。

操作者在送管至肩关节时有阻力感和(或)导管无法送入。当头静脉是穿过锁骨而不走行于锁骨下时,消瘦的患者可于皮肤处肉眼可见导管的尖端位于肩部而无法送入。撤除导丝后,导管尾端出现溢血或溢液现象。

(3)PICC 导管异位于头静脉的预防和处理措施。

①尽量避免在头静脉或走向头静脉的正中静脉穿刺置管,如果自头静脉或走向头静脉的正中静脉置管,一定要注意送管时患者的体位,手臂外展与身体角度小于30°或当导管进入20~25 cm时上举上肢。

②送管时动作轻柔,遇阻时勿强行送管,可后退2~3 cm,调整导管角度及上臂位置后,再试着推进导管。

③导管异位于头静脉的复位方法。

在X线引导下拔导管至锁骨下(腋)静脉入口处,手臂外展与身体角度小于30°或调整上肢位置与躯干成钝角,旋转导管,再次送管(已撤除导丝者,同时助手经导管推注生理盐水),观察导管走向正常时送管至预定长度,X线定位导管尖端位于上腔静脉,说明导管正位成功。无法复位时,可将其固定于头静脉或锁骨下(腋)静脉入口处,但是会对导管的使用有影响。调整后仍于头静脉折返,如未撤出导丝,另选静脉重新置管,减少导管的浪费,减轻患者的经济负担。

6. 异位导管使用中的注意事项。

当导管异位复位失败后,导管尖端最终可位于头静脉、头静脉延伸或锁骨下静脉。越接近上腔静脉,静脉管径越粗,静脉血流速度越快,对血管刺激越小。置管后输入肠外营养液或化疗药,均属高渗透压和有毒药物,此类液体对血管刺激性较大,经异位PICC输入后,由于导管进入静脉较浅,因此可出现局部不良反应。由于个体差异,表现的局部症状也有所不同。当发生上臂臂围增粗,静脉炎,肩部、颈部、胸前疼痛严重时,需要拔管。异位导管使用中的具体注意事项包括:

(1)嘱患者抬高患肢,并于第二天上午起每日输液前做握拳20次,临睡前20次,促进血液循环,预防上臂肿胀出现。

(2)置管前从患者上臂鹰嘴至肩峰1/2处测量臂围,置管后每日定时、定位进行臂围测量,做好记录,并与穿刺前进行比较,臂围增大2 cm提示可能出现静脉炎等并发症。

(3)由于导管尖端经过异位处理后位于头静脉、腋静脉或锁骨下静脉,在输入刺激性化疗药后易出现肩部、背部、胸前区或颈部肿胀,因此应在每天输液前轻轻按压肩部、背部、胸前区或颈部皮肤,密切观察有无红肿,还要随时听取患者主诉。

(4)导管末端未到达上腔静脉,导管尖端的液体水流方向最好是向心方向,所以左侧置管应右侧卧位,右侧置管应左侧卧位。

(5)如固定不妥,导管自穿刺点经常轻微移动,除易感染外,换药时还易脱出,故应将体外导管S型固定,以便于伸屈。必要时采用缝线固定法。以防止导管进一步脱出,影响导管的使用。

(五)出血、血肿和皮下淤血

经外周PICC置管是一项较为安全的中心静脉置管技术,因为穿刺静脉周围没有重要的脏器,不会发生血胸、气胸等严重的并发症,而且一旦误穿动脉或静脉穿刺失败也比较容易压迫止血。穿刺后24 h内有少量出血是正常现象,穿刺后7天内穿刺点有少量的出血仍是正常的。虽然凝血异常者通常为插管禁忌症,但可以作为PICC的独特适应证之一,特别是使用塞丁格技术的PICC置管,由于穿刺针细,对血管的损伤较小,尤其适用于需要抗凝治疗的患者。但是,在PICC穿刺过程中对血管的损伤、血管内壁受损后不易愈合和疾病因素的影响等因素也可导致穿刺点的出血,血液沿着导管直接从穿刺点渗出,并可能会出现穿刺周围皮下组织瘀血,

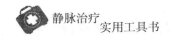

给患者和家属造成心理压力。当局部出血出现血肿时,围绕穿刺部位出现的增大的肿块是血肿最重要的征象。肿胀明显应警惕骨筋膜室综合征。

为了预防误伤动脉,掌握穿刺静脉及周围的解剖关系非常重要(图5-36)。

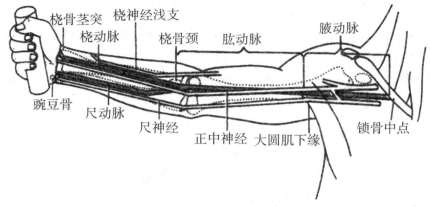

图5-36 上肢动脉解剖

肱动脉沿肱二头肌内侧下行至肘窝深部,分为桡动脉和尺动脉。在肘部,一般肱动脉位置表浅,可触及其搏动,贵要静脉毗邻肱动脉,当动、静脉位置均较深、走形不明确时,盲目进针可能会误穿动脉,此时应摸清动、静脉的走形,使用抽吸好生理盐水的注射器连接穿刺针穿刺,可随时检查回血,判断回血的性质和掌握进针的深浅度。肱动脉在肘上位置较深,可与贵要静脉、肱静脉伴行,所以肘上PICC置管,当静脉走形不明确时,盲穿有误穿动脉的可能,肘上超声引导下PICC置管亦应尽量地避开动静脉伴行处,以避免误伤动脉。

第八节　PICC健康教育

患者从置管开始对其进行全程健康教育,包括住院期间及带管出院的指导。教育的方式有一对一的讲解、发放PICC护理手册、健康教育处方,微信公众平台,开办宣传栏、图片展示。教育对象为患者、家属及在陪人员。

一、置管前健康教育

置管前应评估患者的年龄、意识状态、文化程度、对PICC置管相关知识的认知程度、心理承受能力、有无置管禁忌症,了解患者对置管的顾虑等。调查显示,95%

的患者担心置管后护理不当而产生各类并发症,因此,置管前向患者及其家属讲解PICC的优点、置管的必要性,使患者了解PICC是一种先进的静脉输液工具,在治疗过程中具重要意义药物对血管的损伤及保护血管的最佳时机。通过参观未置管患者血管损伤情况,展示外周浅静脉输液而引起的静脉炎或局部组织坏死的图片,可让置管患者做现身宣教,从而解除患者和家属的顾虑,减轻紧张情绪,积极配合操作,同时用通俗易懂的语言向患者讲解置管的基本方法,使患者及家属在充分理解置管同意书内容的基础上签字。用肥皂液轻轻搓洗双手肘窝及周围皮肤(20 cm×20 cm),并用清水冲洗干净,更换干净宽松内衣,同时做穿刺室的空气消毒,最大限度减少外源性感染的几率。

二、置管中健康教育

1. 置管中的健康教育可消除患者紧张、焦虑的情绪,整个操作的过程能更好地配合置管操作,保证操作的顺利进行。

2. 计划:通过动作示范,助手协助的方法指导患者在PICC置管过程中如何配合操作。全身准备情况:指导患者穿宽松的衣服,衣袖不能过紧,可协助患者更换衣服。

3. 血管及穿刺部位的选择。

4. 患者家属的配合:建立最大无菌屏障,是减少导管相关性感染的重要措施之一。

5. 体位:指导患者平卧于床的一侧。

6. 需要配合的动作:详细介绍需配合的事项,握拳,当导管尖端到达肩部即送入导管约20 cm时,转向穿刺侧手臂,下颌靠近肩部,使导管顺利进入上腔静脉,而避免向上进入颈内静脉。送管过程中嘱患者深呼吸,通过增加回心血量,使导管随血流送入上腔静脉,同时减轻胸廓上缘过厚的皮下脂肪对锁骨下静脉压迫,利于送管。

7. 心理状况:患者心情紧张、害怕以及疼痛和心理上的压力可刺激迷走神经,引起血管痉挛和静脉收缩。

三、置管后健康教育

置管后对患者进行健康教育,使患者掌握日常护理及居家护理要点,对延长PICC使用寿命,有效减少并发症的发生是非常重要的。置管后的健康教育的需求有以下几个方面:置管后如何携带导管、带管出院后的护理、携带导管日常生活注意事项、携带导管对身体有无影响。

（一）评估

评估患者置管后的心理反应、健康教育的接受能力、遵医行为依从性、出院后

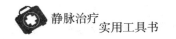

维护有无困难、PICC带管注意事项掌握程度等。

（二）计划

置管后由专科护士向患者讲解有关带管的注意事项和维护知识，并避免使用不易理解的专业术语，对有阅读能力的患者发放宣传画册，并针对小册子进行讲解，采用PICC宣传手册、展板挂图、个别交流指导、集体讲座、操作示范、观看光碟、小讲课及练习等方法，指导患者置管后的观察与护理要点及带管出院的注意事项，通过提问和复述的方式来测试患者掌握维护导管相关知识程度，并由置管护士解答疑问，以提高学习效率。由已经留置PICC导管无并发症的患者进行日常维护的经验讲解，以增强信心，使患者安全、舒适携带导管，保证治疗顺利完成。

（三）实施

1. 置管后局部有时会使用弹力绷带加药止血，松紧合适即可，如果感觉肢体发胀，要告诉护士略微松开一些。弹力绷带一般加压4～6 h即可拆除，如果患者血小板低下，凝血机制较差可适当延长时间。

2. 置管后有少量渗血，不要紧张，可以局部加压止血，24 h后护士会进行首次换药，如果出血明显一定要及时通知护士。

3. 置管后可以做握拳松拳运动，促进血液循环，预防血栓形成。

4. 衣服袖口不能太紧，应该选择大袖口，也可将袖子沿着缝线拆开（改造成衬衫袖口的模样，也可以人工安装拉链），以弹力网套（或剪一只弹力高筒袜）套在胳膊上进行保护。

（四）住院期间

1. 住院期间健康教育。

置管后教会患者自我观察，如患者出现以下情况，需立即告知护士：

（1）心慌、气促、胸闷，可能导管进入心房，引起心律失常。

（2）置管侧上肢出现水肿、胀痛，可能为弹力绷带加压包扎过紧引起。

（3）穿刺处出现红、肿、热、痛，可能发生了感染和静脉炎。

（4）穿刺处渗血，置管侧面颈部不适，输液不通畅及输液时听见"嗖嗖"声，应立即对症处理。

2. 日常生活注意事项。

（1）患者携带管期间可以从事一般性日常工作，家务劳动、体育锻炼，但需要避免使用置管侧手臂提过重的物品，不做引体向上、托举哑铃等持重锻炼，防止导管在体内移位。

（2）PICC置管术后24 h需更换敷料,保持局部清洁干燥,不要擅自撕下贴膜,贴膜有卷曲、松动,贴膜下有汗液及时请护士遵照标准程序更换贴膜。

（3）睡眠时避免长时间压迫置管侧肢体,穿宽松和大号的棉质衣服,轻脱轻穿,避免碰拉导管。

（4）洗澡前用保鲜膜包裹穿刺处上下10 cm,至少包裹3层,并避免游泳等会浸泡到无菌区的活动,利用握力球做握拳动作,及抬高上肢,促进置管侧上肢血液循环,肘关节下置管患者少做屈肘动作,减少导管对血管壁的摩擦。

（5）CT检查显影剂严禁从PICC管输入,避免在置管侧肢体测血压。

3. 带管出院健康教育。

出院患者发放PICC出院宣教单。出院宣教单上详细记录导管型号、置管日期、穿刺人及科室联系方式、导管置入位置、置入长度、外露长度、臂围大小、PICC日常生活指导、维护及注意事项,同时进行出院电话随访及延续护理,让患者留置的导管能得到护理人员全程专业的护理和指导。

（五）出院后患者注意事项

1. PICC导管应由专科护士进行护理,携带维护手册,交代换药维护场所、时间,携带手册及相关就诊卡等。

2. 进行维护时需戴口罩,如果患者患感冒等疾病,换药时更应戴口罩以降低感染几率。

3. 保持局部清洁干燥,不得擅自撕下贴膜,贴膜下若有汗液时及时到医院遵照维护标准程序予以更换,以防导管脱出或滑入体内。

4. 治疗间歇期每7天对PICC导管进行维护1次(包括脉冲式冲管、更换贴膜和正压接头),一旦外漏导管长度比在医院时增加则立即到医院维护。

5. 患者如对贴膜过敏但又必须使用贴膜或出现出汗多贴膜固定不牢等情况,应缩短更换时间间隔。

6. 由于个体差异,即使在正常使用和维护的情况下,也可能发生液体溢出、静脉炎、血栓形成等并发症。注意观察局部情况,如手臂出现红、肿、热、痛、活动障碍、穿刺口处有渗液、分泌物、化脓等;敷料出现污染、潮湿、翘起、脱落等;导管出现漏水、脱出、折断等;输液时听见"嗖嗖"声,注射时疼痛、输液不畅、缓慢等;有寒战、高热等症状时立即到医院进行就诊。

第六章

PICC 应急及抢救预案

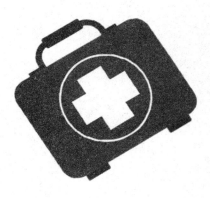

一、PICC置管发生晕针的临床应急预案

(一)晕针的定义

晕针是一种血管性晕厥,是由于各种原因接受穿刺注射时因疼痛刺激以及精神过度紧张而发生的晕厥现象。现代病理生理学认为,晕针本质是属于反射性晕厥,常见的血管迷走神经性晕厥,与短暂性脑供血降低有关。

(二)预防措施

1. 置管前询问病人有无过敏史,有无晕针晕血史,叮嘱其进食休息后进行置管。

2. 做好心理护理,消除患者的焦虑紧张情绪,耐心解除思想顾虑,使患者愉快地接受PICC置管。告知患者放松技巧(比如疼痛、不适时做深呼吸运动),给患者创造一个轻松环境,以分散注意力,尽可能减轻不适感。

3. 穿刺时最好取平卧位或半卧位,以利于患者身体放松。

4. 操作中尽量使患者疼痛、紧张度降到最低,合理地应用麻药,分散注意力。

(三)发生晕针的处理

1. 发生晕针时应立即停止穿刺,取平卧位、头低足高位以增加脑部供血及回心血量,保持呼吸道通畅。

2. 按压或穿刺人中、合谷穴,嘱患者放松,做深呼吸,数分钟后患者可自行缓解。

3. 按压太冲穴(第一脚趾与第二脚趾间凹陷处)是预防晕针的重要措施。此穴有降低神经兴奋性,松弛肌肉痉挛的作用,从而预防因疼痛刺激诱发的晕针。

4. 虚脱、出汗者可喝热开水或热糖水,适当保暖。

5. 重度反应,经上述处理仍不能恢复者,应给予静脉注射浓度为50%的葡萄糖,供氧,监测生命指征,并请医生会诊,在其指导下给予积极的对症处理。

6. 对老年人或有心脏病的患者,应防止心绞痛、心肌梗死或脑部疾病等意外。

7. 做好应急措施,以防意外事故发生。

二、PICC置管护患争议应急预案

PICC属于高消费性医疗物品,如血管条件差,多次穿刺置管不成功,患者会出现不满,甚至发生争议。护患争议一旦发生,患者及家属大多情绪激动,言辞刻薄,当遇到以下情况时要适宜处理:

1. 置管患者因血管条件差,反复穿刺,容易表现出不满的情绪。操作者应及时给予必要的解释,耐心听取病人的反馈意见。温馨体贴地安抚病人的情绪,并表示自己会尽全力完成操作,争取得到患者的理解及信任。

2. 当患者对收费表示疑议时,应及时查清是否由于疏忽而导致结算过多,如果是院方原因造成患者多交费,应立即向患者承认错误,并及时协助办理退费手续。如果是患方对某些收费项目产生误解,应弄清缘由,耐心解释。

3. 当置管患者出现某些并发症,如导管异位、导管堵塞、感染、漏液、静脉炎等情况而表现不满情绪时,应向病人耐心解释这些并发症是经常发生的,置管前都预知到了,PICC置管知情同意书上已做说明。耐心讲解并发症的发生机理,帮助分析原因,并且积极治疗并发症。最大限度保留住导管,尽可能消除病人心中的不满。

4. 当各种解释都无法安抚患者,患者提出无理要求或出现过激行为时,应尽量避免正面冲突,立即报告护理部、保卫科,快速疏导围观人群,有效控制局面。妥善保管有关技术文件,封存保留现场实物,收集证人证言。

三、PICC置管发生血栓的临床应急预案

(一)血栓的定义

深静脉血栓是指血液非正常地在深静脉内凝结,属于静脉回流障碍性疾病。血栓形成大都发生于制动状态(尤其是骨科大手术)。致病因素有血流瘀滞、静脉壁损伤和血液高凝状态三大因素。血栓形成后,除少数能自行消融或局限于发生部位外,大部分会扩散至整个肢体的深静脉主干,若不能及时诊断和处理,多数会演变为血栓形成后遗症,长时间影响患者的生活质量;还有一些病人可能并发肺栓塞,造成极为严重的后果。

(二)发生血栓的护理应急预案

1. 置管后一周每天正确测量双上肢臂围,并在维护登记本上认真记录,如置管上臂臂围增粗大于2 cm,立即联系PICC置管护士,同时上报主管医生,严密观察患者肢体肿胀程度、周径大小、压痛、皮肤颜色。

2. 完善相关检查,一旦确诊,协助医生请介入科医生会诊处理,确定治疗方案。

3. 嘱患者卧床休息,抬高并限制患肢剧烈活动和功能锻炼,减少可能导致胸腔内压力增加的活动,禁止按摩或热敷患肢,防止血栓脱落。

4. 严格床头交接班制度,密切观察病情发展,有无意识障碍、胸闷、气促、咳嗽、咳血等心、脑、肺栓塞症状。

5. 给予溶栓治疗,不拔管患者暂时禁止患肢输液。

6. 遵医嘱行抗凝、溶栓、消肿、抗感染治疗,严重疼痛时止痛。

7. 使用抗凝药物时,严密观察有无皮肤、黏膜出血。

8. 一旦发现心、脑、肺栓塞,立即遵医嘱给予高流量吸氧、激素、抗凝、溶栓等治疗,抢救生命。

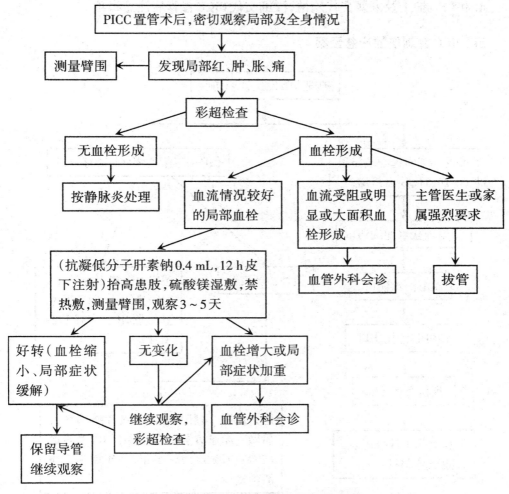

图6-1　发生血栓的临床应急预案图

四、PICC置管中患者发生躁动时的应急预案

躁动是在PICC置管过程中有可能发生的现象,除与疾病相关引起的躁动外,多发生于儿童及精神异常等患者,发作严重时可引起意外伤害和严重的并发症。

1. 当置管过程中发现患者突然发生躁动,要耐心劝说,必要时强制约束患者,防止发生意外,保护无菌区及无菌物品,以防污染。

2. 如置管过程中患者躁动难以控制,及时通知病区医生、护士或陪同来置管的

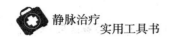

家属。门诊患者应立即求助于附近诊室的医生,迅速无菌包裹置管器械,停止一切置管操作,如导管已置入体内者应严格遵守无菌操作原则固定包扎,并防止导管与外界相通而引起空气栓塞,必要时遵医嘱给予镇静药物,约束制动。

3. 待患者情绪得到控制后,重新建立无菌区,完成置管。

4. 和病区护士及家属交代病情,详细交代 PICC 置管后注意事项。

五、PICC 针刺伤的应急预案

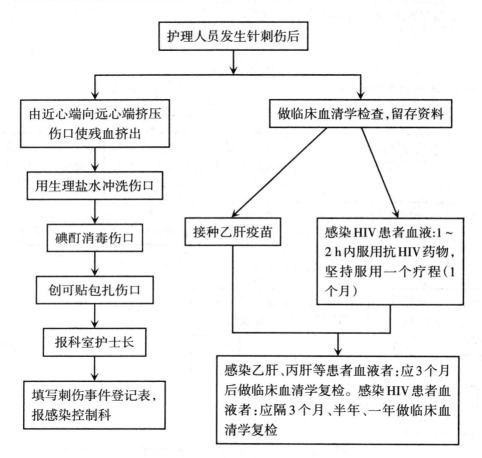

图6-2 PICC 置管中医疗锐器损伤的处理

第七章
PICC各类相关表格

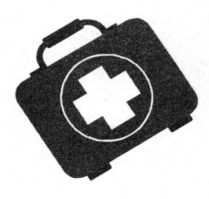

表 7-1　医院 PICC 置管会诊申请单

科室：	姓名：		床号：	性别：	年龄：	住院号：
医疗诊断						
目前简要病史及实验室检查、置管经历等						
置管目的	1. 长期输液 2. 输入刺激性或化疗药物 3. 缺乏外周静脉通道 4. 其他					
申请会诊时间						
应诊情况	应诊科室：　　　人员：　　　应诊时间：					
会诊简要记录						
会诊申请人						

备注：会诊人员在会诊时需携带《PICC置管评估表》对患者进行评估。

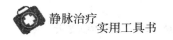

表7-2 医院PICC置管评估表

置管绝对禁忌症:□无 □有(如果有以下任何一个选项,停止操作并告知主管医生) □预置管侧锁骨下静脉有心脏起搏器植入 □患者病情禁忌锁骨下静脉或颈静脉置管(烧伤、放疗导致胸部或颈部的损伤) □有锁骨下静脉狭窄的检查记录 □置管侧肢体有动静脉瘘 □穿刺局部有严重的皮肤烧伤、疤痕或感染
置管相对禁忌症:□无 □有(如果有以下任何一个选项,联系主管医生并进行讨论决定是否可以进行置管) □血小板≤20 000/mm³   □INR≥3 □置管侧肢体曾做过淋巴结活检或淋巴结清扫手术 □有 Norwood Stage I、Bi-directional Glen Shunt 或 Fontan 手术史的患者(需要胸外科医生的许可) □置管前48 h内血培养阳性
PICC 置管适应证□无 □有(符合一项或多项置管适应证且没有绝对禁忌症,该患者适合置管) □输注肠外营养>7天或渗透压>1 000 mOsm/L的患者 □使用具有细胞毒性,血管刺激性或渗透压>1 000 mOsm/L的药物 □外周静脉通路建立困难 □静脉输液治疗持续时间>7天(包括抗生素治疗,补液或镇痛治疗)
PICC 置管前再评估:□无 □有(如果以下三个选项有任何一个选项不符合,请告知主管医生,该患者可能不适合进行PICC置管,建议选择其他的方法) □通过体格检查或超声评估,有适宜穿刺的静脉 □入院诊断或现有疾病诊断、病史中均没有PICC置管禁忌症 □患者或家属已签PICC置管知情同意书
置管中所需药物的禁忌症:□无 □有(如果符合下述任一选项,联系主管医生并讨论是否采取其他的方法) □患者对利多卡因过敏 □肝素:患者自诉有肝素过敏史、有肝素诱导的血小板减少症史、有限制使用肝素的医嘱
所需药物的剂量:□无 □有 □置管时使用1%利多卡因10 mg/mL进行局部麻醉(如果患者主诉疼痛,可以再次使用,总量<2 mL) □封管液:10 U/mL的肝素3～5 mL/腔   □冲管液:0.9%生理盐水10～20 mL/腔

护士签名:　　　　　　　　日期/时间:

患者姓名:

病 历 号:

表7-3 医院输液并发症记录表

科室：	姓名：		联系电话：
民族：	性别： 年龄：	住院号：	诊断：

输液并发症发生日期： 年 月 日 上报时间： 年 月 日

给药途径	外周静脉：（ ）头皮钢针 （ ）留置针 （ ）其他
	中心静脉：（ ）颈内静脉导管（ ）锁骨下静脉导管（ ）股静脉导管 （ ）PICC导管
	药物刺激度：（ ）强刺激度 （ ）弱刺激度 （ ）非刺激度 （ ）其他

药物名称：

发生部位及并发症情况：

发生部位	具体部位/具体血管名称
头颈部（左/右）	
外周上肢（左/右 末梢/中段近关节处）	
外周下肢（左/右 末梢/中段近关节处）	
其他部位	

PICC导管并发症必填项目

置管日期： 置管地点：
导管型号：（ ）4F （ ）5F 导管腔数：（ ）单腔 （ ）双腔
置入静脉：（ ）贵要 （ ）肘正中 （ ）头静脉 置入部位：（ ）肘上 （ ）肘下

并发症类型（外周静脉及中心静脉出现其中任何一型或多型，请在相应的类型进行选择和具体描述）

		评判级别	（ ）1级 （ ）2级 （ ）3级 （ ）4级
1	机械性静脉炎（机械性静脉炎1级，机械性静脉炎2级，机械性静脉炎3级）	处置措施	
		追踪评价	

185

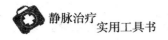

续表

2	细菌性静脉炎	局部症状	（　）红　　（　）肿　　（　）痛 （　）穿刺点有分泌物　（　）发热
		处置措施	
		追踪评价	
3	外渗	局部症状	（　）硬结　　（　）红肿　（　）疼痛 （　）灼热感　（　）水泡　（　）溃疡
		处置措施	（　）立即停止药物输入 （　）回抽残留药液　（　）局部封闭
			（　）湿敷　（　）冰敷　（　）温热敷 （　）物理治疗
			（　）外用药皮肤涂擦　（　）水疱处理 （　）请会诊处理
		追踪评价	
4	导管破损	局部症状	（　）导管明显可见破损 （　）推注液体时有明显的溢液
		处置措施	
		追踪评价	
5	导管堵塞	局部症状	（　）出现返血　　（　）导管不通 （　）回抽无回血
		处置措施	
		追踪评价	

续表

6	穿刺点感染	局部症状	（　）红　　（　）肿　　（　）痛 （　）穿刺点有分泌物　（　）发热
		处置措施	
		追踪评价	
7	血栓形成	局部症状	（　）红　（　）肿　（　）热　（　）痛 （　）臂围≥2 cm以上
		处置措施	
		追踪评价	
8	渗出	评判级别	（　）1级　　　　（　）2级 （　）3级　　　　（　）4级
		处置措施	
		追踪评价	
9	脱管	局部症状	原刻度（　）cm　现刻度（　）cm
		处置措施	
		追踪评价	

填表人：　　并发症日期：　　填报人：　　日期：

备注：1. 如给药途径为PICC导管时，请填PICC必填项目。

　　　2. 临床科室出现上述任何并发症均需在24 h内口头上报护理部，科室备案，72 h
填写相应表格上报护理部，必要时请静脉输液小组进行会诊。

表7-4 医院PICC门诊维护记录单(一)

日期时间	患者姓名	性别	年龄	科室	诊断	联系方式	更换贴膜(有无)	封管液		脉冲正压封管		更换接头		局部皮肤情况					体内长度(cm)	外露长度(cm)	臂围(cm)	导管情况						处理方法	护士签名
								生理盐水	肝素钠	有阻力	无阻力	非正压	正压	正常	发红	红肿	湿疹	溃疡				有回血	无回血	有渗漏	无渗漏	有破裂	无破裂		

表7-5 医院 PICC 门诊维护记录单(二)

序号	姓名	住院号	诊断	年龄	性别	民族	置管时间	置管血管名称	PICC型号	留置长度	置管者或助手	臂围	拔管时间	治疗结束	堵管	静脉炎	脱管	血栓

拔管原因

表7-6 医院拒绝 PICC 置管患者上报表

序号	日期	科室	床号	患者姓名	年龄	性别	诊断	拒绝置管原因	填报人

表7-7　医院患者导管需求评估单

医生：_____　　　时间：_____

患者姓名：_____　　　床号：_____

亲爱的医生:该患者被评估选用以下导管

□ 中线导管　　　□PICC　　　□隧道式导管　　　□PORT

选用该导管的原因：

□静脉治疗时间大于48 h

□药物___　　　pH___　　　渗透压___（导致24 h内出现静脉炎和渗出）

□该药物渗出会导致皮肤坏死(氯化钾、多巴酚丁胺、氯化钙、硫酸镁、化疗药)

□患者静脉条件差/静脉回流差(CHF、COPD、肺气肿、糖尿病、类固醇的使用,滥用静脉药物等等)

□重复置管将导管导致24 h内出现静脉炎和药液渗出

□配伍禁忌的药物(氨茶碱、TPN、肝素、抗生素)

□频繁的抽血(如出凝血试验等)

如果您同意以上建议，请开医嘱。如有问题请保持联系：

姓名_____　　　职位_____　　　电话_____

感谢您对我们早期静脉治疗导管使用的支持

备注：_____

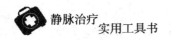

表7-8 医院知情告知书

——化疗/胃肠外营养患者拒绝行外周中心静脉置管术

姓名： 性别： 年龄： 民族：

住院号： 科室：

患者因病情治疗需要行外周中心静脉置管,它能有效预防化疗药物/营养液输注所引起的并发症。由于临床上部分患者拒绝行外周中心静脉置管术,故将其后果加以说明。

目前大多数化疗药物/胃肠外营养均由静脉给药,但是具有高刺激性的抗癌药物/高浓度的营养液经外周浅表静脉给药可致皮肤毒副反应,其表现因化疗药物及营养液的特性、浓度、外渗剂量等因素而造成损伤的程度不同,严重者甚至出现组织坏死。

1. 静脉炎:当外周浅表静脉注射化疗药物/高浓度营养药液时,由于药物的刺激作用,给药常可引起静脉炎或栓塞性静脉炎,通常表现为:局部红、肿、热、痛,甚至脓肿,可触及静脉条索样改变。

2. 外渗反应:发泡性药液在外周浅表静脉给药过程中,自血管渗透至周围皮下组织导致局部皮肤、组织的损伤和坏死:

   (1)输液过程中注射部位出现肿胀,局部红斑或轻微水肿。

   (2)在较短时间或3~7天出现炎症反应,局部组织水肿并形成水泡、肢体肿胀,可伴随疼痛。

   (3)一般2周左右组织局部可出现溃疡和坏死。

   (4)严重者可经久不愈,溃疡可深及肌腱及关节,造成血管、肌腱及肌肉的损伤。

   (5)可致关节僵硬、活动障碍等。

3. 在静脉输液过程中由于患者肢体的活动,造成钢针刺破血管壁到达血管外,引起药液外漏,其反应同上述外渗反应。

请患者或家属考虑,如拒绝行外周中心静脉置管术,请简单说明原因并签字。

[ ]我已了解上述内容,并愿承担相应风险。

病人或家属签字:_____ 与患者关系:_____

日期:_____

告知者签名:_____ 日期:_____

表7-9　经外周静脉置入中心静脉导管(PICC)携管安全告知书

科室：　　　　姓名：　　　　住院号：　　　性别：　　　年龄：　　　诊断：

留置导管后请仔细阅读护士发放给您的《导管维护手册》,治疗间歇期需要携带导管回家,敬请做好导管的日常维护工作。留置PICC导管期间可能出现以下问题：

1. 本市患者按期到我院进行维护,出院时必须将本人的联系电话如实告知责任护士以方便联系。

2. 外地患者在指定的医疗机构进行定期维护,继续强调活动、沐浴注意事项。

3. 治疗间歇期必须每7天对导管进行维护1次,有特殊情况时随时到医院维护,包括正压接头更换、冲封管、更换贴膜等。如其中有任何异常随时更换。

4. 如出现对透明胶贴过敏,即可到医院更换处理,应缩短更换时间。

5. 患者应学会观察导管及穿刺点周围有无红肿、疼痛、渗出,如有异常及时到医院处理。

6. 保持穿刺局部清洁干燥,不要擅自撕下贴膜,贴膜有卷曲、松动、渗血、潮湿时,及时告知护士进行更换。

7. 置管侧手臂出现血肿、肿胀、麻木、疼痛、烧灼等及时就诊。

8. 禁止牵拉或锐器接触导管以防导管断裂或脱出体外,禁止自行拔出导管。

9. 如发生导管破损、断裂,立即在靠近破裂或渗漏以上处折起,并用胶布固定,换肢制动,并及时联络医生或护士,立即到医院就诊处理。

10. 携带导管的一侧手臂避免提大于5 kg重物和做引体向上、托举哑铃等持重锻炼。不要用带管的手枕着头部睡觉。不能游泳,不能做剧烈运动等。

11. 门诊维护者必须带维护手册。

12. 再次入院治疗时仍需拍片确定导管头端位置和行B超检查。

13. 当做造影检查时,请提醒医生不要通过PICC导管高压推入造影剂(耐高压紫色导管除外),以免导致导管破裂。

14. 在携管期间发生任何异常情况时,请及时打电话或直接到医院处理。

15. 其他不可预测并发症。

16. 巴州人民医院门诊维护时间每周一至周五下午16:00~19:30,务必携带PICC维护手册和就诊卡。

咨询电话：　　　　　　　　　患者电话：

患者/家属签名：　　　　　　　责任护士签名：

　　　　　　　　　　　　　　　　　　　　　年　　　月　　　日

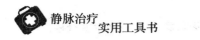

表7-10 巴州人民医院PICC拔管后护理记录

姓名_____ 性别____ 年龄____ 科室_____ 住院号_____

遵医嘱：□BD □BARD □ARROW □贝朗 □其他PICC

□1.9F □3F □4F □5F □6F □7F

□单腔导管 □双腔导管 □三腔导管

从患者侧上臂顺利退出,导管长度完整□ 缺失□ 拔出导管___cm

用无菌纱布在导管进口处按压 □分钟无出血后,以小块无菌纱布和无菌透

明贴膜紧密贴于出口处,24～48 h后将贴膜取下。

拔管原因：

备注：

导管使用时间：

拔管护士：

第八章
静脉治疗相关制度

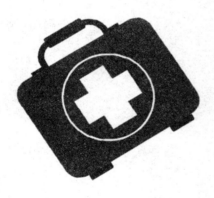

一、静脉治疗专科小组职责

1.在护理部主任的领导下和护理质量与安全管理委员会指导下开展工作。

2.负责制定与完成静脉治疗专科管理组的计划和总结。

3.制定、评价和修改本管理组的工作制度、工作流程、静脉治疗质量评价标准。

4.督促和指导临床科室静脉治疗的工作,参与组织协调会诊,处置疑难并发症。

5.负责本专业的继续教育,定期进行静脉输液治疗相关知识及技能的系统培训。

6.建立信息收集、反馈制度,定期按照质量标准进行督导检查收集问题,提出改进措施,并追踪评价整改效果。

7.带领临床医师开展新业务、新技术。

二、静脉治疗专科小组联络员工作职责

1.在专科小组的领导及指导下进行工作。

2.定期按时参加静脉输液治疗相关工作、培训、案例讨论、考核工作。

3.定期组织科室开展静脉治疗的理论及技能培训工作。

4.负责督导本科室静脉治疗质量工作,完善资料整理,按时检查并向管理组提交相关数据。

5.积极配合静脉治疗专科小组开展各项工作,积极撰写相关论文。

三、PICC会诊制度

(一)会诊范围

科室患者凡存在输注刺激性药物,输注高渗性及黏稠性液体,需要静脉长期化疗、补液等不能经外周静脉治疗的,可请求医院PICC小组会诊,共同分析、研究、提出解决措施。

(二)会诊要求

申请会诊科室会诊前做好患者资料的准备,介绍患者病情。

(三)会诊流程

科室患者需进行PICC置管时,由科室护士长或责任护士初步向患者介绍PICC的必要性、费用及相关事宜,了解患者的意向,患者同意置管后科室护士长电话联系PICC专科小组,提出会诊申请。PICC专科小组成员接到电话后,由小组成员(至

少2名)携带置管用物到受邀科室。小组成员对患者全身及局部情况进行详细评估,患者情况可以行PICC置管的,小组成员要向患者详细介绍PICC相关事宜(优点、并发症、费用、穿刺后的活动、后期维护要点等),并由患者或其家属签署知情同意书,签署完毕后小组成员进行穿刺。操作结束后小组成员负责填写PICC穿刺记录,并将导管条码贴于穿刺记录下方,以备核查,穿刺记录随病历保存。穿刺后科室护士带领患者到放射科确定导管位置。电话告知置管人导管所处位置,位置不佳时小组成员及时到科室调整导管位置;位置摆放成功时,由科室护士依据放射报告单在穿刺记录上填写导管尖端位置。置管后24 h,首次维护由PICC专科小组成员完成。一旦出现问题(导管堵塞、静脉炎、渗液、输液不畅等)要第一时间通知PICC小组,小组成员及时进行处置,科室不得擅自处理。

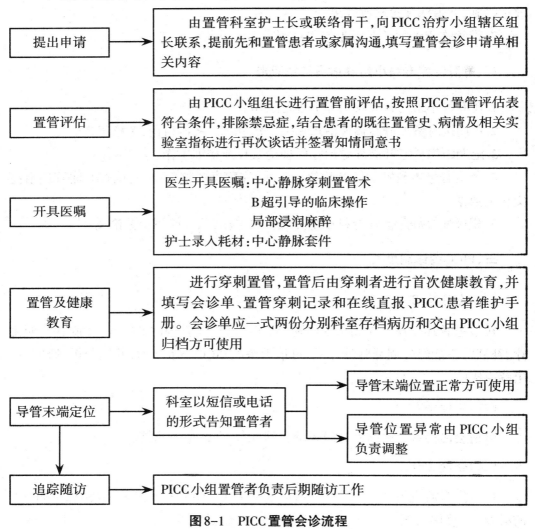

图8-1 PICC置管会诊流程

四、PICC拔管知情告知书

患者姓名　　　　　　性别　　　　　　年龄　　　　　　民族

科室　　　　　　　　住院号

　　患者因病情治疗结束或并发症等情况需要拔出经外周中心静脉置管,在拔管前经主管医师同意或单方面由本人及家属同意不再使用该管路进行后期治疗。

　　潜在并发症及风险:

　　1. 该管路一旦拔出,不可再次使用。

　　2. 在拔管过程中存在一定风险性,主要包括导管断裂、导管不能拔出、出血、栓子脱落,个别患者由于紧张导致血管痉挛、心慌、出汗等症状。

　　3. 在拔管过程中产生使用的一次性耗材需要自行承担费用。

　　4. 护士将严格按照相关评估程序进行评估,虽然我们在拔管前做了充分的评估,但根据患者个人的病情,可能出现包括上述所交代并发症以外的风险。

　　5. 患者已经理解拔管过程中可能的风险性,并对上述风险表示理解,并愿意承担一切后果。

　　请患者或家属考虑,如拒绝行拔管知情同意书告知的相关内容签署,请简单说明原因并签字。

病人或家属签字:　　　　　　　　与患者关系:

　　　　　　　　　　　　　　　　日　　期:

告知者签名:　　　　　　　　　　日　　期:

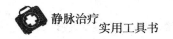

五、疑难并发症的会诊流程

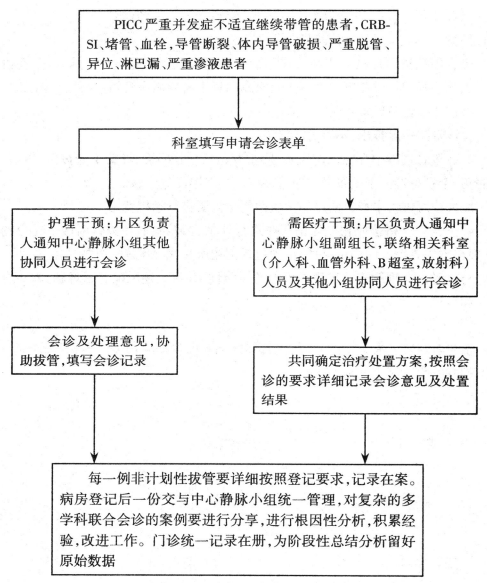

图8-2　疑难并发症的会诊流程

六、中心静脉导管组非计划性拔管制度

非计划性拔管:是指根据病情需要仍需中心静脉给药,但因某种因素不得不拔除中心静脉置管,包括:怀疑导管相关性血流感染(CRBSI),PICC导管堵塞,PICC血栓形成,体内导管断裂、破损,导管过度脱出及异位,严重的淋巴管损伤引起的渗液。

PICC非计划拔管率=PICC非计划性拔管例数÷同期PICC导管置管例数×100%

1. 一旦出现非计划性拔管,相关科室应填写输液并发症表格,同时电话上报片区负责人。

2. 中心静脉小组成员接到会诊请求,按照情况的紧急程度随时应诊。

3. 会诊科室要将会诊目的、相关病史、实验室指标、置管并发症的表现等资料进行记录,以便会诊人员对患者情况进行全面评估、分析及讨论。

4. 会诊人员会诊后要写明会诊意见、处置结果及建议,签名留底存档,填写非计划性拔管病人的信息相关表格(在完善中)。

5. 复杂病例需中心静脉导管组副组长联系MDT团队人员进行协同会诊,共同确立治疗处置方案。

对每一例非计划性拔管要详细按照登记要求记录在案。病房登记后一份交与中心静脉导管组统一管理。

七、静脉输液治疗告知书

患者姓名:＿＿＿＿＿＿ 住院号(诊疗号):＿＿＿＿＿＿ 诊断:＿＿＿＿＿

尊敬的患者:您好! 欢迎您到我院就医。根据您的病情及医嘱,需要为您进行**静脉输液治疗**,遵照国家卫生行业标准《静脉治疗护理技术操作规范》,需为您选择合适的穿刺工具。现将有关事项向您说明如下。

穿刺工具选择:

1. 一次性静脉输液钢针。

宜用于短期或单次给药,腐蚀性药物不应用此针。

2. 外周静脉导管(PVC)。

宜用于短期静脉输液治疗,不宜用于腐蚀性药物等持续性静脉滴注。

3. 经外周静脉置入中心静脉导管(PICC)。

宜用于中长期静脉治疗,可用于任何性质的药物输注,不应用于高压注射泵注射造影剂和血液动力学监测(耐高压导管除外)。

4. 中心静脉导管(CVC)。

可用于任何性质的药物输注、血液动力学的监测,不应用于高压注射泵注射造影剂(耐高压导管除外)。

5. 输液港(PORT)。

可用于任何性质的药物输注,不应使用高压注射泵注射造影剂(耐高压导管除外)。

遵医嘱您将会使用＿＿＿＿＿＿药物,所用药物可能会对您的血管造成损害,可能会引起静脉炎,甚至皮肤组织坏死。根据国家卫生行业标准《静脉治疗护理技术操作规范》,建议您选用(钢针 PVC/PICC/CVC/PORT)穿刺工具输液("√"选择),否则由此出现的一切后果,由您来承担。(静脉常用腐蚀性药物附后)

我仔细阅读(或由家属/护士向我宣读)上文并理解其含义。我_____医院选用此输液工具为我进行静脉输液治疗。我自愿选择_____工具,由此出现的一切后果,将由我自己承担。

患者或家属签名_____家属与患者关系_____护士签名_____

年　　月　　日

八、静脉常用腐蚀性药物

1. 持续刺激性药物。

①血管收缩类:去甲肾上腺素、阿拉明、多巴胺等。

②阳离子溶液:氯化钾、氯化钙、葡萄糖酸钙等。

③抗肿瘤药物:丝裂霉素、更生霉素、阿霉素、长春新碱、氮芥等。

④高渗药物:50%葡萄糖、甘露醇、山梨醇等。

2. 发疱性化疗药物。

①蒽环类:阿霉素、柔红霉素、阿克拉霉素、吡柔比星、伊达比星、米托蒽醌等。

②植物碱类:长春碱、长春新碱、长春地辛、长春瑞滨、高三尖酯碱、放线菌素D、氮芥、丝裂霉素、光辉霉素、胺苯丫啶等。

3. pH<5 药物。

①蒽环类:柔红霉素、多柔比星、表柔比星、吡柔比星、阿柔比星、去甲氧柔红霉素。

②植物碱类:紫杉醇、长春碱、酒石酸长春瑞滨、硫酸长春地辛、高三尖杉酯碱、依托泊苷、伊立替康、拓扑替康等。

③其他化疗药:顺铂、吉西他滨、环磷酰胺、异环磷酰胺、奥沙利铂等。

④抗生素类:盐酸万古霉素、乳酸环丙沙星、替硝唑葡萄糖、乳酸环丙沙星等。

⑤抢救用药:盐酸多巴胺、盐酸多巴酚丁胺、异丙肾上腺素注射液、肾上腺素注射液、硫酸阿托品、盐酸洛贝林注射液、去甲肾上腺素注射液等。

⑥心血管用药:利血平注射液、盐酸胺碘酮注射液、单硝酸异山梨酯、盐酸普罗帕酮、甲磺酸酚妥拉明、盐酸胺碘酮注射液等。

⑦胃肠道用药:奥曲肽注射液、甲氧氯普胺注射液、盐酸昂丹司琼、格拉司琼等。

⑧麻醉及精神用药:注射用盐酸丁卡因、盐酸利多卡因、盐酸普鲁卡因、咪达唑仑、注射用苯磺酸阿曲库胺、氟马西尼、盐酸氯丙嗪、盐酸氯胺酮、盐酸纳洛酮、布桂嗪、盐酸吗啡、B-七叶皂苷钠等。

⑨其他:罂粟碱注射液、硫酸鱼精蛋白注射液、缩宫素注射液、10%氯化钾、西咪替丁等。

4. pH>9药物。

注射用硫喷妥钠、注射用异苯巴比妥、注射用泮托拉唑钠、氨茶碱、氨苄西林钠、呋塞米、阿昔洛韦、更昔洛韦、硫代硫酸钠、奥美拉唑钠、氟尿嘧啶等。

5. 渗透压>600 mOsm/L药物。

氟尿嘧啶、10%氯化钠、甘露醇、50%高糖、10%氯化钾、长春碱、肠外营养液(PN)、氨基酸、葡萄糖、脂肪乳、甘油等。

6. 中药制剂及其他药物。

参照药品说明书。

第九章
小儿静脉通路应用

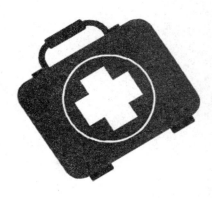

一、小儿外周静脉留置针(PVC)置管SOP

(一)定义

小儿外周静脉留置针(PVC)置管是通过穿刺将外周留置针(套管针/软管针)的导管和针芯一起刺入小儿外周静脉中,当导管送入血管后撤出针芯,仅将柔软的导管留置在血管内进行输液或输血。

(二)目的

1. 减少因反复静脉穿刺对患儿造成的痛苦及穿刺恐惧感。

2. 保护血管。

3. 便于临床急、危重症患儿的抢救用药。

4. 减少护士的工作量,提高工作效率。

(三)健康教育

1. 留置针留置在头部时,哺乳、睡觉时避免头朝针侧;留置针在下肢时,抱孩子应该一手穿过小孩的胯部,分开两腿。

2. 穿脱衣时,先穿留置针侧肢体、先脱无留置针侧肢体。

3. "四不要":不要撕拉敷贴或者胶布,不要旋转留置针尾部的肝素帽,不要剧烈运动,不要浸水。

4. 拔除留置针后用无菌棉签或棉球按压穿刺点上方。门诊输液患儿留置针在家不慎脱出,有条件者用无菌棉签或棉球按压穿刺点上方,无条件者可用干净衣物或毛巾按压并立即寻求医护人员的帮助。

5. 留置针在足部输液完毕时可以用宽松的清洁袜子套住留置针的肢体,减少意外牵扯脱落。

表9-1　Y形留置针操作步骤

步骤	流程	图示	要点
步骤1	评估		①评估患儿的年龄、病情、血管、过敏史 ②评估治疗方案、药物性质

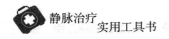

续表

步骤	流程	图示	要点
步骤2	核对		打印输液卡,双人核对输液卡与电脑信息及配置药物的一致性,签名
步骤3	自身准备 用物准备		①操作者仪表端庄,不戴戒指,无长指甲,无染指甲 ②已铺好的无菌盘、已配置好的液体、输液器、留置针、无菌透明敷贴、胶布、已抽生理盐水的 2.5~5 mL 注射器、75%乙醇、0.5%碘伏、无菌棉签、无粉无菌手套剪刀、快速手消毒液、抢救药品(按需)、止血带、弯盘、输液卡、锐器桶、垃圾桶
步骤4	洗手		流动水洗手
步骤5	沟通		①开放式提问,2种方法进行身份识别 ②介绍留置针的特点,穿刺中家长如何配合 ③指导家长进行输液前准备,如喂奶时间、换尿布、如厕等 ④年长儿童的心理沟通

续表

步骤	流程	图示	要点
步骤6	留置针准备		①快速手消毒液洗手 ②戴口罩 ③戴手套 ④输液器排气
			⑤打开无菌透明敷贴、留置针外包装，左右松动针芯，严禁上下松动 ⑥留置针连接2.5～5 mL生理盐水注射器(输液器)排气
步骤7	选择血管		①在满足输液治疗的情况下，首选粗直弹性好的上肢静脉，如手背、前臂和腋以下的上臂，避开关节部位 ②幼儿和学步期小儿可以考虑头皮静脉 ③避开用来吸吮的手指 ④先天性心脏病术后患儿，避免使用右臂血管
步骤8	消毒		①在穿刺点上方5～10 cm处扎止血带(嘱握拳) ②左手握住穿刺侧肢体，右手用75%乙醇消毒皮肤1遍，0.5%碘伏消毒2遍(新生儿不应使用碘酊消毒剂，2个月内婴儿不能使用氯己定皮肤消毒液) ③以穿刺点为中心螺旋消毒，面积大于无菌透明敷贴范围，消毒剂完全待干

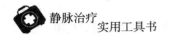

续表

步骤	流程	图示	要点
步骤9	穿刺		①助手或者家属协助固定患儿,操作者左手绷紧皮肤,右手以15°~30°角在血管上方直刺进针
			②见回血后降低进针角度至5°~10°,再进针约0.2 cm
			③撤针芯0.2~0.3 cm
			④将导管与针芯全部送入血管,撤针芯,松止血带
步骤10	黏贴无菌透明服帖		单手持贴膜,贴膜中心对准穿刺点
步骤11	塑形		右手拇指及食指指腹从穿刺点往针座方向呈"U"形捏导管及针座塑形

续表

步骤	流程	图示	要点
步骤12	抚平敷贴及边框		①自内向外用大拇指抚平整片敷贴,排出敷贴下的空气,使敷贴与皮肤充分黏合 ②一手撕边框,另一手按压贴膜
步骤13	固定	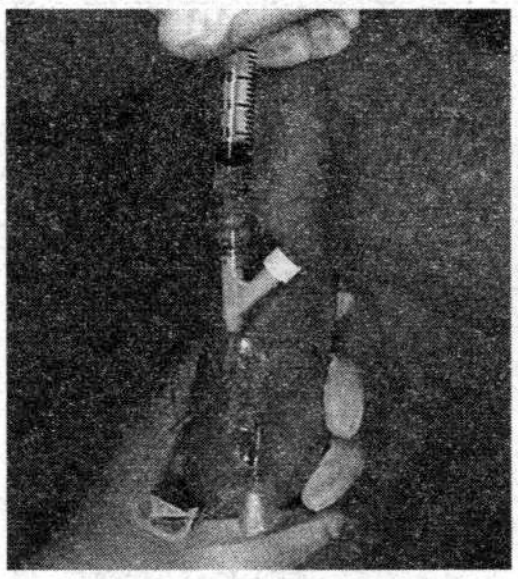	①胶布交叉固定针座 ②输液接头朝外侧,位置高于导管尖端,呈"U"形固定延长管
步骤14	粘贴记录标签	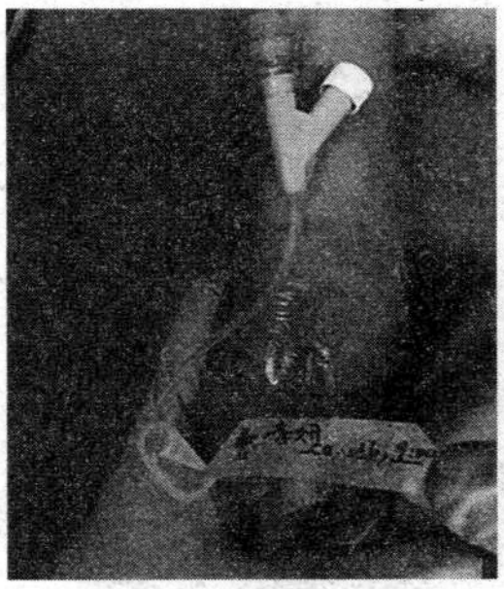	①将写上操作者姓名、日期及时间的记录标签纸横贴在针座尾部,固定针座 ②连接输液器,调节输液速度 ③脱手套、快速手消毒液洗手、脱口罩
步骤15	宣教	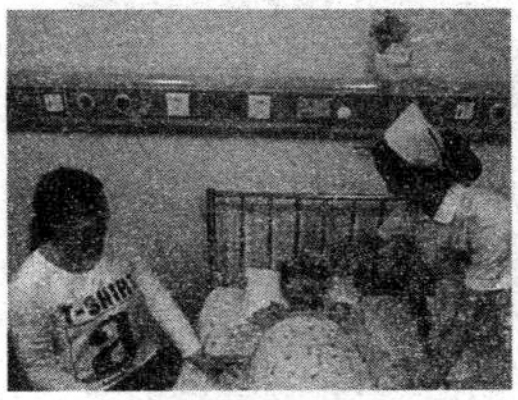	①让患儿取舒适体位,整理床单位 ②安抚患儿 ③做好健康宣教
步骤16	整理用物		垃圾分类处理、流动水洗手

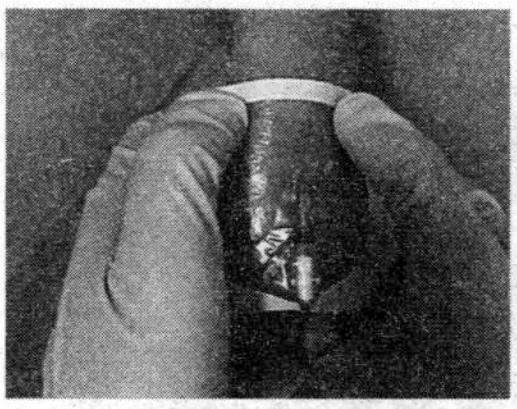

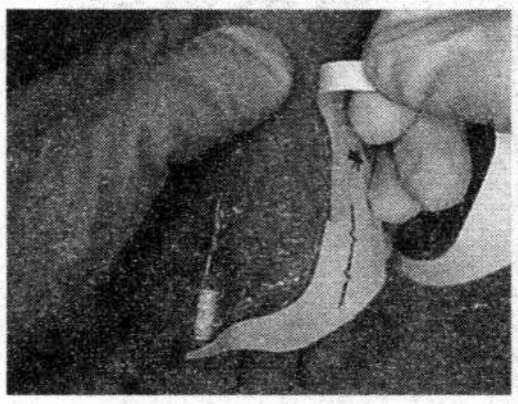

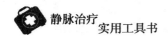

表9-2 直形留置针操作步骤(1-5,15-16同"Y"形留置针)

步骤	流程	图示	要点
步骤6	留置针准备		①快速手消毒液洗手,戴口罩,戴手套 ②取出接头,连接输液管,预冲排气备用 ③打开无菌透明敷贴、留置针外包装备用
步骤7	选择血管		①在满足输液治疗的情况下,首选粗直弹性好的上肢静脉,如手背、前臂和腋以下静脉,避开关节部位 ②幼儿和学步期小儿可以考虑头皮静脉 ③避开用来吸吮的手指 ④先天性心脏病患儿术后,避免使用右臂血管
步骤8	消毒		①在穿刺点上方5~10 cm处扎止血带(嘱握拳) ②左手握住穿刺侧肢体,右手用75%乙醇消毒皮肤1遍,0.5%碘伏消毒2遍(新生儿不应使用碘酊消毒剂,2个月内婴儿不能使用氯己定皮肤消毒液) ③以穿刺点为中心螺旋消毒,面积大于无菌透明敷贴范围,消毒剂完全待干

续表

步骤	流程	图示	要点
步骤9	穿刺	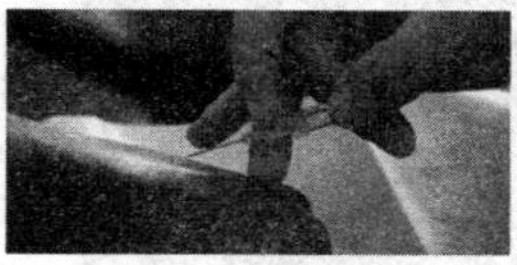	①助手或者家属协助固定患儿 ②操作者左手绷紧皮肤,右手拇指、中指捏住留置针回血腔部位,以15°~30°角在血管上方直刺血管进针
		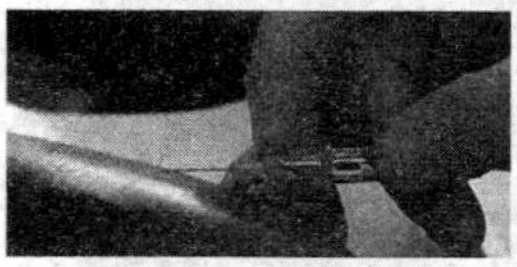	③留置针回血腔见回血后压低角度至5°~10°继续进针0.2~0.3 cm
		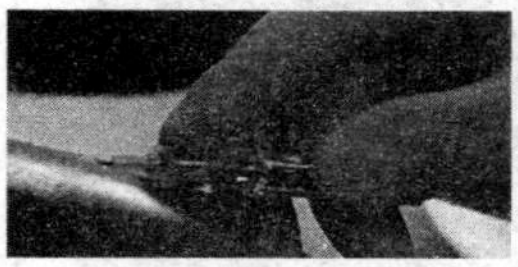	④撤针芯0.2~0.3 cm,可见透明导管2次回血,将导管全部送入血管
步骤10	粘贴无菌透明敷贴	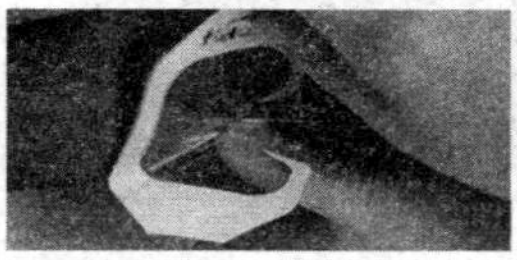	①松开止血带,嘱患儿松拳 ②无菌敷贴固定于推送板下方导管根部
		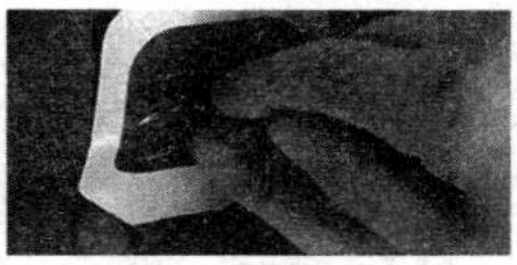	③右手拇指及食指指腹从穿刺点往针座方向呈"U"形捏导管及针座塑形 ④自内向外用大拇指抚平整片敷贴,排出敷贴下空气,使敷贴与皮肤充分黏合
		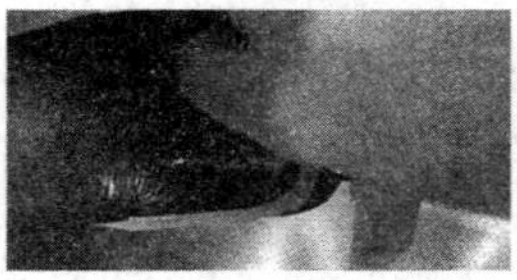	⑤一手撕边框,另一手按压贴膜
步骤11	撤针芯	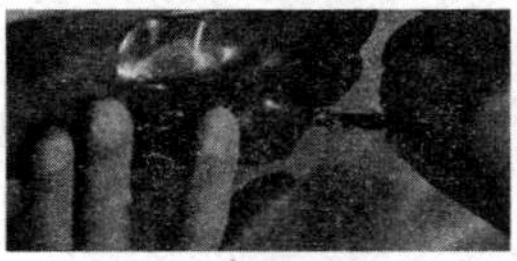	①用左手中指按压套管尖端血管,食指固定针座,手指呈"V"形 ②右手匀速、平行抽出针芯
步骤12	连接	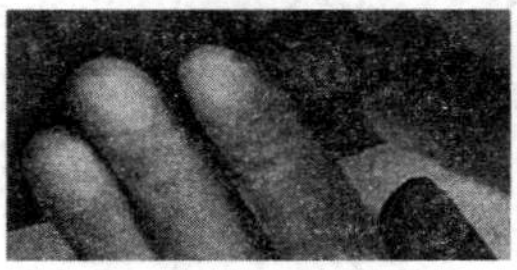	将输液接头连接到留置针上,再次检查无气泡,打开输液器调节阀

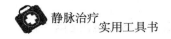

续表

步骤	流程	图示	要点
步骤13	再固定		①胶布固定针座 ②输液接头朝外侧,位置高于导管尖端,呈"U"形固定延长管
步骤14	粘贴记录标签		①将写上操作者姓名、日期及时间的记录标签纸横贴在针座尾部,固定针座 ②调节输液器滴速 ③脱手套、快速手消毒液洗手、脱口罩

二、小儿外周静脉留置针(PVC)维护SOP

(一)定义

小儿外周静脉留置针(PVC)维护是指应用3～5 mL的预充式导管冲洗器(或生理盐水)对外周静脉留置针进行脉冲式冲管、正压封管或对卷边、污染的敷贴进行更换的操作,以达到延长留置时间、减少导管相关并发症的静脉治疗技术。

(二)目的

1. 预防导管堵塞,保持导管通畅。

2. 减少导管相关感染发生的可能。

3. 避免敷贴脱落、污染。

4. 达到预期留置时间。

(三)健康教育

同"小儿外周静脉留置针(PVC)置管SOP"。

表9-3　Y型留置针维护步骤

步骤	流程	图示	要点
步骤1	评估	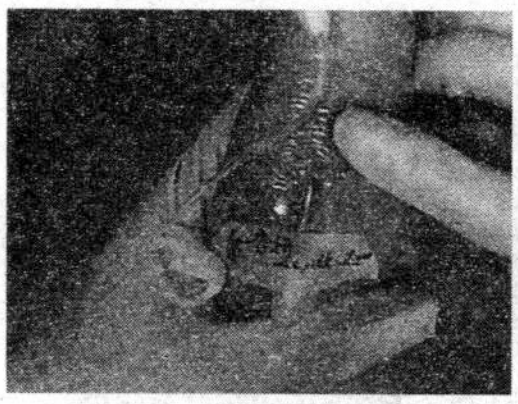	评估治疗、留置时间、穿刺点及周围皮肤、敷贴及接头情况
步骤2	自身准备 用物准备	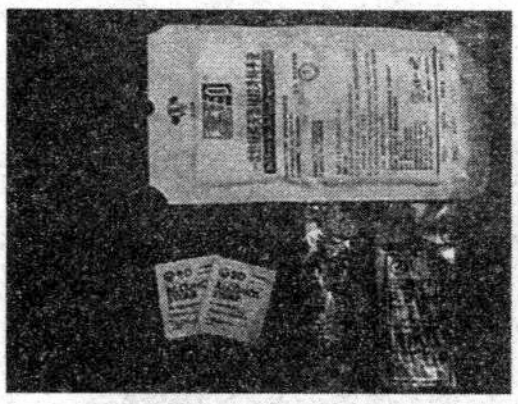	①操作者准备:仪表端庄,不戴戒指,无长指甲,无染指甲 ②物品准备:无菌盘、10 mL预充式导管冲洗器1支、75%乙醇、无粉无菌手套1副、无菌棉签、输液卡 ③七步洗手法洗手、戴口罩
步骤3	身份识别	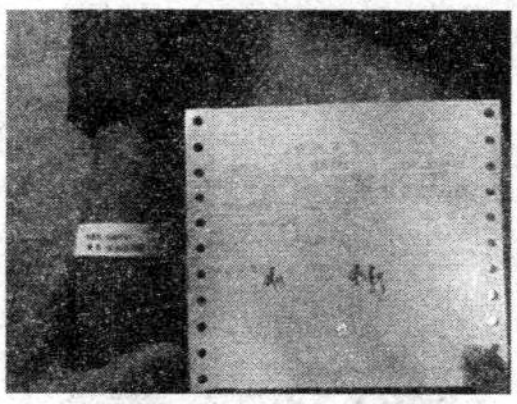	开放式提问,两种方法进行身份识别
步骤4	释放预充式导管冲洗器阻力	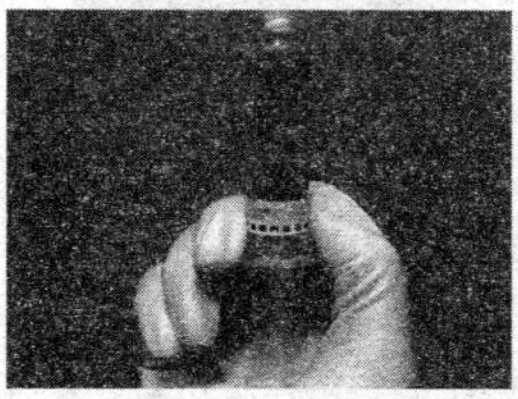	洗手,戴手套,打开预充式导管冲洗器外包装,垂直向上释放阻力
步骤5	消毒	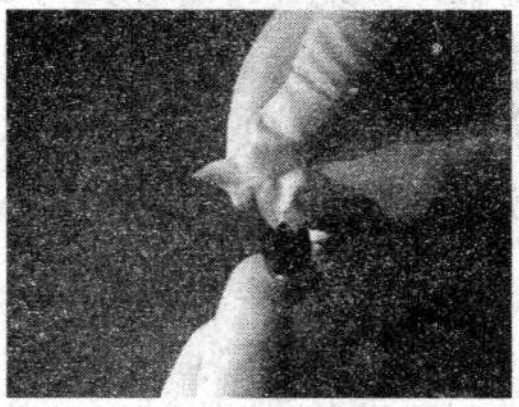	①助手或家长固定患儿 ②用75%乙醇棉签用力快速旋转擦拭输液接头横截面及周围,至少15 s,待干
步骤6	连接预充式导管冲洗器	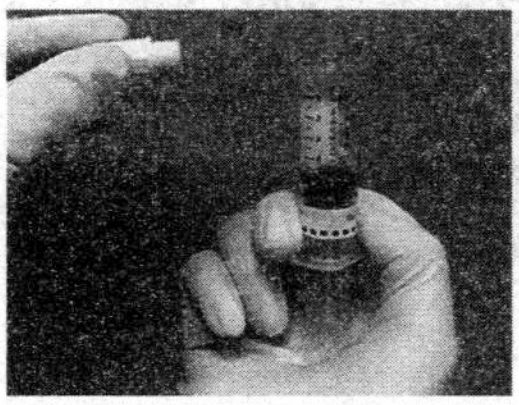	①释放阻力 ②拧开锥头帽,排气

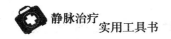

续表

步骤	流程	图示	要点
			③连接留置针输液接头平行对接,螺旋拧紧
步骤7	导管标准维护		打开留置针滑动夹,回抽,轻推冲洗液
			①脉冲式冲管:用手掌大鱼际肌采用"推—停—推"的脉冲式方法冲管
			②正压封管:余液剩0.5～1 mL时,边推边退,关闭输液夹(尽量靠近针座端)
步骤8	固定		输液接头朝外侧,位置高于导管尖端,呈"U"形固定延长管

续表

步骤	流程	图示	要点
步骤9	宣教		①取舒适体位、整理床单位 ②做好健康宣教
步骤10	整理用物		垃圾分类处理,流动水洗手、记录

三、新生儿经外周静脉置入中心静脉导管(PICC)置管SOP

(一)定义

新生儿经外周静脉置入中心静脉导管(PICC)是指经上肢贵要静脉、肘正中静脉、头静脉、肱静脉、颈外静脉置入导管,使导管尖端位于上腔静脉或下腔静脉。还可通过下肢大隐静脉、头部颞浅静脉、耳后静脉等穿刺置管。

(二)目的

1. 为持续或间歇静脉输液7天以上的患儿建立长期静脉通道,减少频繁穿刺给患儿带来的痛苦。

2. 替换脐静脉导管或其他中心静脉输液装置。

3. 减少刺激性或者腐蚀性液体对患儿血管的刺激,减少药物外渗对机体的损害。

(三)健康教育

1. 护士需要取得PICC操作的资质后,方可进行独立穿刺。

2. 穿刺首选上肢贵要静脉,次选肘正中静脉、头静脉;下肢静脉首选大隐静脉,次选小隐静脉;头部静脉首选颞浅静脉,次选耳后静脉。

3. 置管时保持患儿安静,避免哭闹造成胸腔压力过大导致送管困难及导管异位,足月儿可遵医嘱鼻饲10%水合氯醛口服溶液,早产儿可口服糖水或使用安慰奶嘴安慰。

4. 置管过程中必须保持患儿输液通畅,以防体液不足造成血管充盈度降低而导致送管困难。

5. 送管时应匀速缓慢轻柔,避免反复用力送管造成机械性静脉炎的发生。

6. 退出针芯之前,务必先松开止血带,导入鞘尖端加压后再撤出针芯。

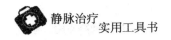

7. 有出血倾向的患儿应注意加压止血。

8. 置管后体外导管应固定牢固,必要时给予穿刺侧上肢适当约束。

表9-4 PICC置管操作步骤

步骤	流程	图示	要点
步骤1	知情同意		①医护共同与家长签署PICC置入知情同意书 ②重点告知置管目的、可能的并发症
步骤2	核对医嘱		置管护士核对医嘱,再次确认知情同意书签署、手术核查单
步骤3	置管前评估		①核对腕带信息 ②评估病情、意识、生命体征、心肺功能等,查阅血常规、肝功能、凝血全套、胸片等结果 ③评估血管、局部皮肤有无损伤、感染、瘢痕硬结等,确定穿刺血管 ④评估环境:置管环境符合无菌技术要求
步骤4	自身准备 用物准备		①置管者准备:具有PICC资质,戴圆筒帽,剪指甲,洗手,戴口罩 ②用物准备:PICC导管套件、PICC穿刺包、透明敷贴、无粉无菌手套、0.9%生理盐水1瓶、10 mL注射器2支、10 mL预充式导管冲洗器1支、0.5%碘伏、75%乙醇、无菌棉签、皮尺、胶布、绷带、笔、PICC置管记录单、胸片检查单 ③患儿准备:再次核对腕带的信息,取舒适体位,安慰患儿

续表

步骤	流程	图示	要点
步骤5	测长度	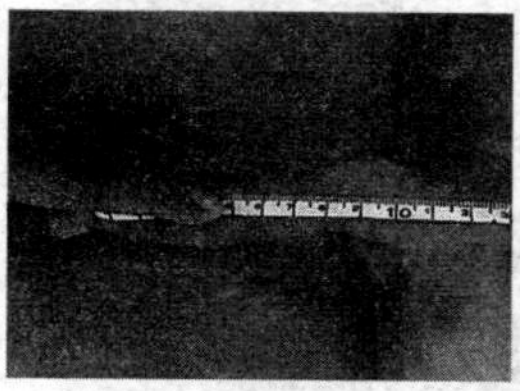	①上腔静脉测量法:上肢外展90°,从穿刺点至右胸锁关节再反折至第三肋间隙(或从穿刺点至右胸锁关节再加1 cm) ②颞浅静脉:从穿刺点沿血管方向至颈部至右胸锁关节再到第三肋间 ③下腔静脉测量法:双腿并拢、拉直,以穿刺点沿静脉走向至腹股沟中点至剑突连线距离
步骤6	测臂围	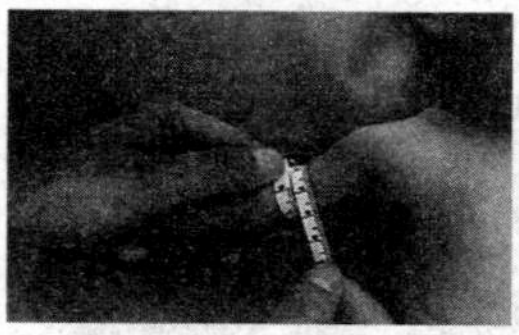	①双侧上臂围:肘窝上2 cm处 ②双侧大腿围:腘窝上4 cm处
步骤7	消毒	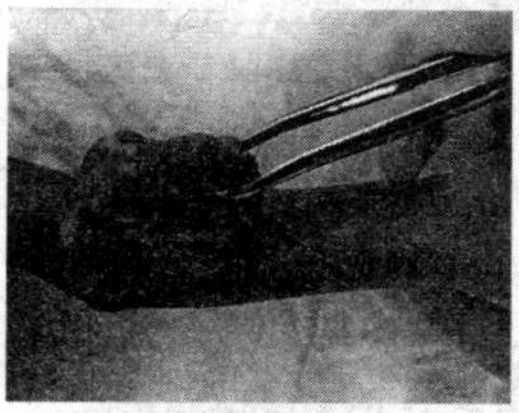	置管者: ①洗手,戴无粉无菌手套,铺无菌垫巾 ②穿刺部位消毒:75%乙醇棉球消毒3遍、0.5%碘伏棉球消毒3遍,以穿刺点为中心向外消毒,范围为整侧肢体
		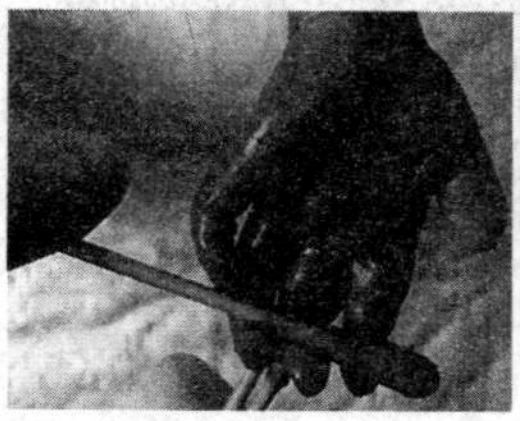	助手:戴无粉无菌手套后固定消毒肢体 置管者:消毒全手与腕部,充分待干
步骤8	建立最大无菌区	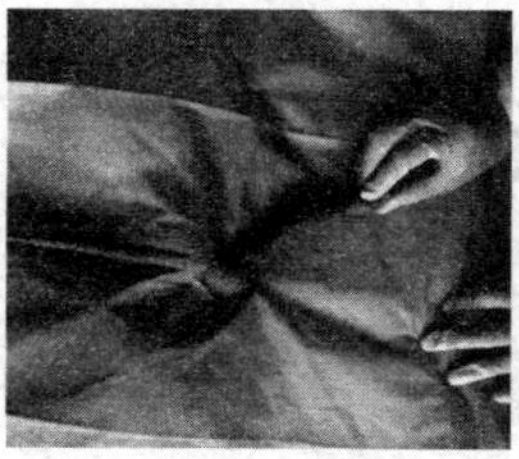	①操作者脱手套,洗手,穿隔离衣,戴无粉无菌手套,铺大孔巾 ②助手依次递PICC导管、输液接头等

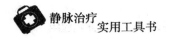

续表

步骤	流程	图示	要点
			③操作者检查导管的完整性，湿润导管，与助手核对刻度，修剪导管
步骤9	扎压脉带		助手洗手，穿隔离衣，戴无粉无菌手套，扎压脉带
步骤10	穿刺		①穿刺者以10°~30°角于血管上方进针，见回血后，降低角度再进0.2~0.5 cm，固定钢针，送入导入鞘，确保导入鞘进入静脉内 ②助手松止血带，从导引套管内取出穿刺针针芯，食指、中指压在血管穿刺点上方
步骤11	送导管		①穿刺者固定患儿穿刺肢体及穿刺鞘，助手用镊子缓慢以每次0.2 cm速度送入导管 ②导管尖端到达肩部时，第二助手将患儿头偏向穿刺侧，下颌抵锁骨上缘，防止导管进入颈静脉(下肢穿刺时导管置入股静脉时，嘱第二助手将对侧肢体屈曲，膝盖紧贴腹部)
步骤12	撤出插管鞘		导管尖端到达预定位置后，退出并撕裂导入鞘，匀速将带出的导管送至预定长度

续表

步骤	流程	图示	要点
步骤13	抽吸与冲管	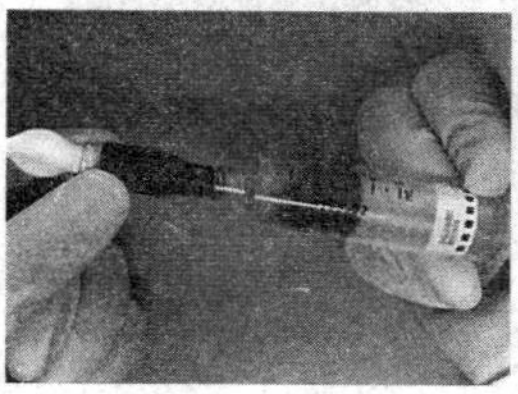	预充式导管冲洗器抽吸回血，见回血推回，脉冲式冲管，正压封管
步骤14	固定导管	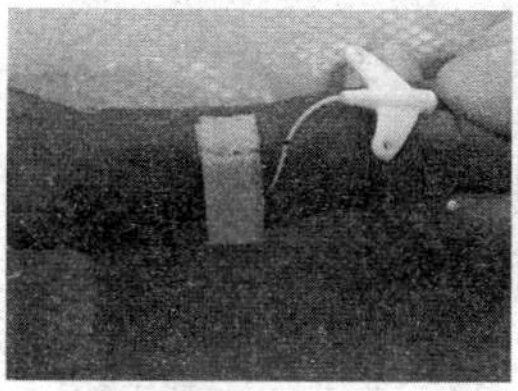	①无菌纱布按压穿刺点止血，清洁血渍 ②调整导管呈"S"形固定 ③穿刺点上方置小纱布或明胶海绵
		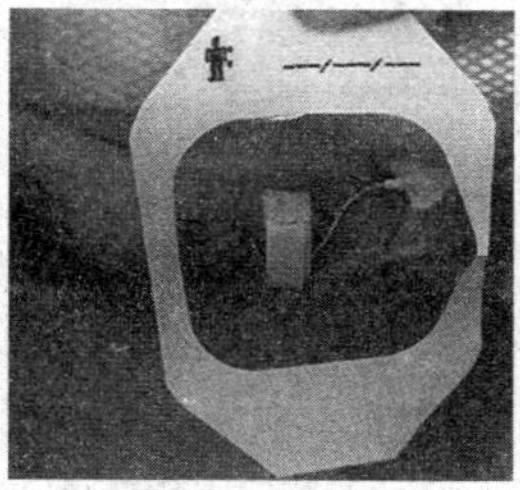	④无菌胶带固定导管柄部 ⑤粘贴无菌透明敷贴：贴膜区域无菌干燥，单手持贴膜，以穿刺点为中心，无张力自然垂放
		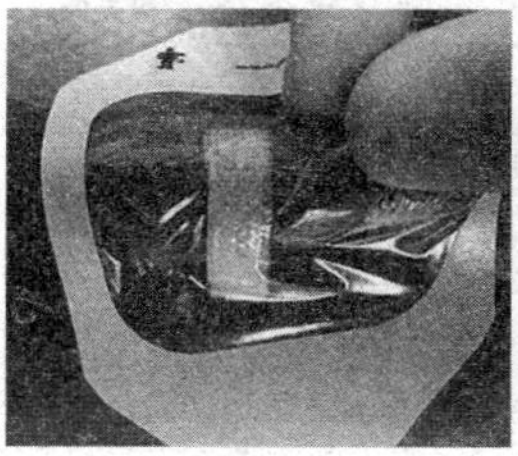	⑥塑形：用大拇指及食指指腹捏导管突起部分及连接器，使导管和敷贴完全黏合，排出空气，避免水汽产生
		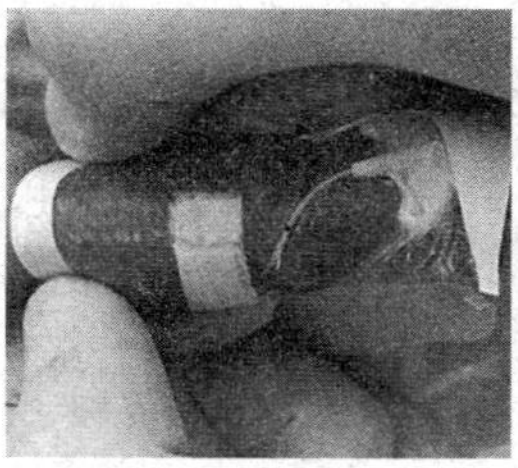	⑦抚平：用大拇指抚平整片敷贴边框，排出贴膜下空气，使敷贴与皮肤充分黏合

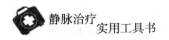
续表

步骤	流程	图示	要点
			⑧按压:从无菌透明敷贴预切口处边撕边框边按压
			⑨交叉固定导管外露部分 ⑩做好导管标识:注明穿刺者姓名、穿刺日期和时间
步骤15	导管尖端定位		导管尖端位于上腔静脉与右心房交界处(CAJ),解剖位置T4～T6
步骤16	整理用物		再次核对,脱手套,洗手,整理床单位,清理用物,将垃圾分类放置
步骤17	记录		填写护理记录单、PICC置管记录单、PICC维护记录单

四、新生儿经外周静脉置入中心静脉导管(PICC)维护SOP

(一)定义

新生儿经外周静脉置入中心静脉导管(PICC)维护包括:PICC敷贴和输液接头的更换、导管规范的冲管和封管、穿刺局部的观察等一系列的护理,以达PICC安全输液的目的。

（二）目的

减少导管相关性感染发生的可能,防止因导管固定不牢而发生脱管,延长导管的使用时间。

（三）健康教育

1. 进行PICC维护时严格执行无菌操作原则。

2. 每班评估穿刺点局部有无红肿、液体渗出,观察外露导管长度,测量臂围并填写PICC维护记录单。

3. 禁止在PICC置管侧进行动脉、静脉穿刺和血压监测。

4. 必须使用不小于10 mL的注射器,尽量保持输液的连续性,用输液泵以大于3 mL/h的速度均匀输注。

5. 维护时,导管的体外部分必须有效地固定,任何小的移动都意味着导管的尖端位置可能改变。

6. 撕敷贴时动作要轻柔,避免损伤皮肤;从远心端由下往上撕开,以免导管移位。

7. 新生儿臂围小,选择敷贴时要防止敷贴过大将肢体完全包裹而影响血液循环,导致回流不畅。

表9-5 PICC置管维护步骤

步骤	流程	图示	要点
步骤1	评估		评估穿刺点局部有无红肿、渗出,观察外露导管长度,测量臂围,与PICC维护记录单保持一致
步骤2	用物准备		PICC维护包、无粉无菌手套2副、10 mL预充式导管冲洗器1~2支、无菌胶带、无菌纱布、无菌透明敷贴、无菌棉签、75%乙醇棉片、75%乙醇、0.5%碘伏、笔、PICC维护记录单

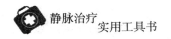
续表

步骤	流程	图示	要点
步骤3	洗手		戴圆筒帽,洗手,戴口罩
步骤4	无菌物品准备		①打开PICC维护包 ②戴手套 ③打开无菌透明敷贴、预充式导管冲洗器及正压接头外包装,放至无菌包内
步骤5	去除敷贴		操作者一手固定导管柄部,另一手以导管穿刺点为中心,零角度将敷贴从四周向导管穿刺点处剥离,再从穿刺点下方往上方撕下敷贴
步骤6	消毒		助手: ①洗手,戴手套 ②固定导管外露部分,协助抬高患儿穿刺肢体 操作者: ①戴无粉无菌手套 ②正压接头连接预充式导管冲洗器排气备用 ③铺无菌巾,建立无菌区域 ④75%乙醇消毒穿刺点周围皮肤3遍,0.5%碘伏再消毒3遍,消毒范围大于敷贴范围 ⑤充分待干
			①无菌胶带固定导管柄部

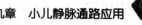

续表

步骤	流程	图示	要点
步骤7	敷贴固定		②粘贴无菌透明敷贴:贴膜区域无菌干燥,单手持贴膜,以穿刺点为中心,无张力自然垂放
			③塑形:用大拇指及食指指腹捏导管突起部分及连接器,使导管和敷贴完全黏合,排出空气,避免水汽产生
			④抚平:用大拇指抚平整片敷料边框,排出贴膜下空气,使敷贴与皮肤充分黏合
			⑤按压:从无菌透明敷贴预切口处边撕边框边按压
步骤8	更换正压接头		①用无菌纱布包裹使用中的正压接头并拧开 ②75%乙醇棉片包裹接口反复擦拭15遍 ③连接备用正压接头,脉冲式冲管,正压封管
步骤9	加强固定		交叉固定导管外露部分

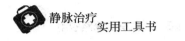

续表

步骤	流程	图示	要点
步骤10	标识		在标签贴上记录更换敷贴的日期、时间及维护者姓名,填写PICC维护记录单,整理用物

附　录

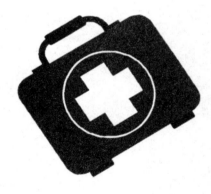

PICC护理文书书写说明

1. 会诊申请单。科室申请PICC置管会诊申请后，由会诊人全面评估后，进行置管。置管前将会诊意见详细填写完整。

2. 知情同意书。置管前，全面评估患者的综合情况，仔细阅读实验室各项指标（血凝四项、血常规），严格掌握禁忌症，详细解释知情告知同意书的各条款，有自主意识的患者由本人签署，无自主意识及认知能力障碍的患者由家属代签，注明关系隶属，告知人签名（将PICC管路的条形码贴于此单上）。

3. 置管评估表。

4. 置管后文书。

（1）由置管者填写PICC置管后记录单。

（2）同时填写PICC置管在线直报表格。

（3）完整地填写PICC患者携带手册的首次置入的全部信息。

（4）填写PICC置管登记表。

以下内容由护士完成：

①完成首次置管后的结构化护理记录单中的记录。

②建立PICC维护记录单，详细填写相关内容：置管长度、臂围、冲管，封管等，所有空白处需手敲录入内容，显示蓝色处均可右键进行选择。首次置管后臂围每日白班记录1次，连续1周。

结构化记录单的置管后首次具体记录内容：于××时在局部麻醉下，在患者×侧上臂行B超引导下的塞丁格技术置入PICC导管，穿刺置管过程顺利，置管长度×× cm，患者臂围×× cm，外露×× cm，穿刺处透明贴膜覆盖，外弹力绷带加压，松紧一指，局部血运好，导管妥善固定，首次宣教已做。

PICC置管填写流程（置管者）：PICC会诊记录单、知情同意书、PICC患者手册、PICC登记表、穿刺后记录、在线直报。

PICC置管填写流程（病区护士）、结构化护理记录（首次、拔管）、PICC维护记录单、维护时填写患者维护手册、拔管后记录单、置管后1周观察记录臂围。

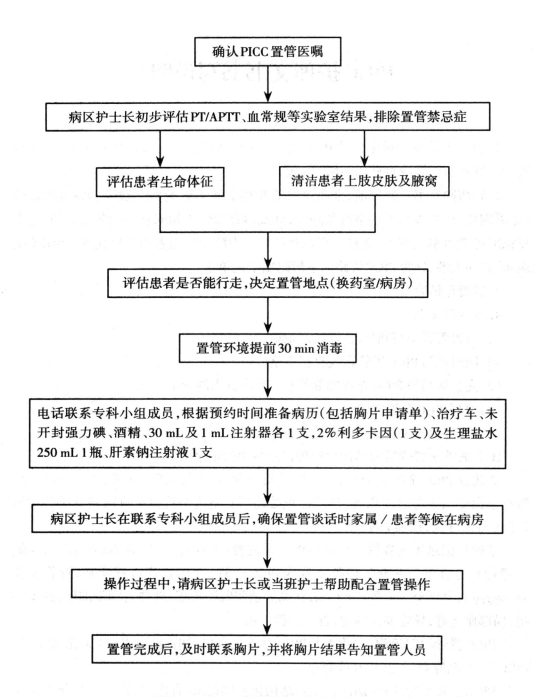

确认 PICC 置管医嘱

病区护士长初步评估 PT/APTT、血常规等实验室结果,排除置管禁忌症

评估患者生命体征

清洁患者上肢皮肤及腋窝

评估患者是否能行走,决定置管地点(换药室/病房)

置管环境提前 30 min 消毒

电话联系专科小组成员,根据预约时间准备病历(包括胸片申请单)、治疗车、未开封强力碘、酒精、30 mL 及 1 mL 注射器各 1 支,2% 利多卡因(1 支)及生理盐水 250 mL 1 瓶、肝素钠注射液 1 支

病区护士长在联系专科小组成员后,确保置管谈话时家属／患者等候在病房

操作过程中,请病区护士长或当班护士帮助配合置管操作

置管完成后,及时联系胸片,并将胸片结果告知置管人员

附图-1 PICC 置管楼层相关准备流程图

PICC 相关知识及问题解答

一、什么是经外周插入的中心静脉导管

它是一条由硅胶制成的柔软有弹性的导管,一般由医生或护士自肘窝附近的周边较大静脉穿刺进入,然后沿静脉系统到达所需要的位置。当导管被放置妥当后,患者或许会感觉到伤口有轻微的疼痛以及可能会有轻微渗血的情况。另外在导管装置完成后需要以X光摄影确定导管于正确位置后才能安心地使用此导管。

二、何时需要考虑装置安装三向瓣膜式经外周插入的中心静脉导管

下列几种情形,医师可能会建议使用此导管:
1. 当患者需要长期静脉注射药物或点滴时。
2. 当患者需要注射高渗性溶液或刺激性较大的药物时。

三、维护导管的工作包含哪些内容

1. 清洁伤口和更换敷料。
2. 冲洗导管。
3. 更换肝素帽。
4. 及早发现问题和解决问题。

四、与PICC导管相关的问题诊断与做法

问题一:感染

信号或症状:患者可能会有发热、寒战症状,或看到伤口红肿、渗液。患者可能感觉到伤口处皮肤反常、有痛或灼热感。如果是儿童患者活动量突然降低,即使没有发热症状,也可以考虑是感染造成的问题。

怎么做:寻求医疗帮助。

预防措施:为了减少伤口的感染,置管后前3天护士会给患者增加伤口换药次数,敷料松动脱落时要及时更换。

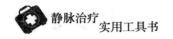

问题二:导管堵管

信号或症状:不能使用常规压力冲管。

怎么做:立即寻求医护帮助。

预防措施:为了避免导管堵塞,护士至少每周给患者正压封管1次。患者在起床或上厕所时,要注意使输液抬高,如发现有回血或输液减慢,及时通知护士。在输注完黏稠的物质如营养液、白蛋白、血制品后,如输液速度减慢,及时通知护士。

问题三:静脉炎症

信号或症状:穿刺部位疼痛/压痛、红斑、皮温升高、肿胀、无弹性。

怎么做:立即寻求医疗帮助,或者将肢体抬高,并继续使用湿热敷、微波照射、溃疡贴、药膏外涂等方法。

预防措施:可以使用湿热敷,如意金黄散外涂等方法。

五、其他病人常见问题解答

1. 放置此导管是否会在手臂上留下一个大伤口?

答:放置PICC导管的过程类似放置普通外周静脉导管,手臂上仅会留一个导管插入的小孔,且疼痛感会在导管置入的一天后逐渐消失。

2. 导管会不会长在肉里?

答:不会。

3. 洗澡时留置导管处的手臂是否可以碰水?

答:插入导管处的周围皮肤应尽量避免直接碰触到水,因此建议患者在洗澡时,可先以保鲜膜包裹住手臂,并以胶布形成网套加以固定,以预防溅湿伤口。

4. 导管留置处的敷料如果发现有渗血或被水弄湿时,该如何处理?

答:在定期更换敷料的期间,若发现留置导管的伤口处有渗血,被水弄湿或敷料脱落的情形时,请尽快重新消毒伤口并更换新的敷料,以避免发生感染。

5. 装置导管处的手臂在运动上应有何限制?

答:插管后24 h内限制活动。伤口停止出血前减少活动,以后正常活动。导管留置处的手臂,应避免做大范围的手臂旋转活动(例如:游泳、打网球、打羽毛球等)及避免用力过度而造成导管在体内发生移位。

6. 是否需限制装置导管手臂的活动?

答:在一般活动下,如弯曲、伸展并无限制,但仍需避免装置导管的手臂过度用力。

7. 是否可从事一般的家务活动?

答:装置此导管的手臂是可以从事一般家务活动的,例如煮饭、洗碗、扫地、拖地等。

具体明细如下:

(1)活动。24 h之内置管侧手臂轻微活动,24 h之后每天有规律的活动置管侧手臂。正确:每天200到300次握拳运动,握弹力球,两个球转动等,也可以做打太极拳等缓慢动作。错误:甩手臂,手臂高举,肘部高于心脏平面,举哑铃及游泳等,避免导管折叠,摩擦致破裂/断裂。

(2)穿衣。先穿置管侧,再穿健侧。脱衣服:先脱健侧,再脱置管侧。衣服袖口不宜过紧,保护及固定好外露接头,可以使用透气的薄袖套保护,防止穿脱衣服时将导管带出。

(3)沐浴。使用保鲜膜包裹置管侧手臂2~3圈,并上下使用袋子将其扎牢,阻止水进去,避免导管打折,沐浴后揭去保鲜膜,检查固定敷料是否被浸湿,如果浸湿应及时更换。

(4)卧位。正确:置管侧手臂可以短时间受压,一般30 min左右。错误:长时间压迫穿刺侧,手臂打折过度。

8. 导管损坏或接头破裂怎么办?

发现贴膜下有水珠,应检查导管是否有破裂,如确实已经发生导管破裂,不能用力扯拉导管,要马上采取措施封闭导管至不滴液,保持原位,这样可以防止空气栓塞、感染、断管等,并立即请专科护士检查处理,若接头处漏液,需要专业护士更换接头。

9. 导管断裂了怎么办?

如体外导管断裂,须立即固定导管,切勿使导管缩入体内,并到医院进行紧急处理,若导管已经缩入体内,立即用手或止血带在置管上肢腋部扎紧并制动该侧上肢,防止导管继续向内游走,并立即到医院进行妥善处理。

10. 当发现导管从血管中脱出,应该怎么办?

一旦怀疑导管有脱出现象,即外露导管比平时长了(一般体外导管长度为5~6 cm),尽量不要让导管再向外脱出,并通知护士妥善处理,贴膜和导管粘贴不牢固、有分离时必须更换贴膜。绝对不要将脱出的导管再重新送回体内,以免导致感染,出现严重后果。导管脱出太长时,专业护士会根据情况修剪,如果影响到导管的使用,必要时重新置管。

11. PICC导管应保留多长时间?

导管在体内保留最长时间1年。但是,每个患者的情况不同,保留时间取决于

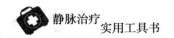

治疗是否需要,导管的使用目的是否完成和导管的维护是否良好,导管护理得越好,而且没有并发症,导管的使用和留置时间就可以越长,但是最长不要超过1年。

12. 所有治疗都结束,不需要用导管输液了,怎么办?

如果治疗已完成,不再需要用此导管或导管的使用期限已到,可以选择拔除PICC导管,拔除导管需由经过特殊培训的专业护士进行操作。

13. 出院后PICC导管应该如何维护?

带管出院后,每7天到医院的门诊做一次PICC导管维护,最好选择PICC专科门诊进行导管维护。

六、病人PICC产品常识自测题

请回答如下问题,如果你认为该陈述是正确的,请画√,否则画×。

1. 如果肝素帽脱落或丢失,我应该马上把它找回来并重新装上。(　　　)

2. 导管护理工作应该在早上9~10点进行。(　　　)

3. 可以使用大一些的力气去冲管以便让导管通畅。(　　　)

4. 我可以慢跑,或者做其他一些伸展性的活动。(　　　)

5. 只有做剧烈运动时肝素帽才需要连接在导管上。(　　　)

6. 为了避免感染,我应该把导管放在我的衣服下,并且在使用间歇期也不用关注它。(　　　)

七、病人PICC产品常识自测题解答

1. 错误。必须用消过毒的新肝素帽替换。如果用原来的,则会增加感染的机会。

2. 错误。如果有需要做导管的维护,任何时间均可。如果你愿意,你可以在任何时间更换敷贴、肝素帽、冲洗导管等,但要注意维护导管的合理周期以及遵循导管维护的无菌操作原则。

3. 错误。 这种情况下,不要大力冲管,这种症状可能提示导管发生堵塞,可能需要取出导管内的血栓。因此,如果冲管过程不顺利,请直接和医护人员联系。

4. 正确。不要因为携带导管而影响原有的日常生活。但若进行某种剧烈活动之前一定要获得医生的许可。

5. 错误。肝素帽应始终与导管连接在一起。

6. 错误。你应该经常性地观察导管,在使用后长时间的间歇期也该如此。

静脉治疗护理技术操作规范

　　该规范于2013年11月14日由中华人民共和国和计划生育委员会发布,2014年5月1日起实施。

国内标准

●《输液治疗护理实践指南与细则》中华护理学会静脉输液治疗护理专业委员会,2019年10月出版。

●统一的操作标准及实施细则。

●2013年11月分布的行业标准。

输液治疗实践标准

●由美国静脉输液护理学会制定,每5年更新。

●是当今美国静脉输液护理教育临床操作的标准指南。

●是权威性的指导书籍和具有法律效应的纲领性指南。

●用于输液治疗护理的专业教育。

中华人民共和国国家卫生和计划生育委员会

1. 范围

本标准规定了静脉治疗护理技术操作的要求。

本标准适用于全国各级各类医疗机构从事静脉治疗护理技术操作的医护人员。

2. 规范性引用文件

下列文件对于本文件的应用是必不可少的。凡是注日期的引用文件,仅所注日期的版本适用于本文件。凡是不注日期的引用文件,其最新版本(包括所有的修改单)适用于本文件。

GBZ/T213 血源性病原体职业接触防护导则

WS/T313 医务人员手卫生规范

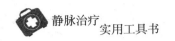
3. 术语和定义

下列术语和定义适用于本文件。

3.1 静脉治疗（infusion therapy）

将各种药物（包括血液制品）以及血液，通过静脉注入血液循环的治疗方法，包括静脉注射、静脉输液和静脉输血；常用工具包括：注射器、输液（血）器、一次性静脉输液钢针、外周静脉留置针、中心静脉导管、经外周静脉置入中心静脉导管、输液港以及输液辅助装置等。

3.2 中心静脉导管（central venous catheter）

经锁骨下静脉、颈内静脉、股静脉置管，尖端位于上腔静脉或下腔静脉的导管。

3.3 经外周静脉置入中心静脉导管（peripherally inserted central catheter）

经上肢贵要静脉、肘正中静脉、头静脉、肱静脉、颈外静脉（新生儿还可通过下肢大隐静脉、头部颞静脉、耳后静脉等）穿刺置管，尖端位于上腔静脉或下腔静脉的导管。

3.4 输液港（implantable venous access port）

完全植入人体内的闭合输液装置，包括尖端位于上腔静脉的导管部分及埋植于皮下的注射座。

3.5 无菌技术（aseptic technique）

在执行医疗、护理操作过程中，防止一切微生物侵入机体，保持无菌物品及无菌区域不被污染的技术。

3.6 导管相关性血流感染（catheter related blood stream infection）

带有血管内导管或者拔除血管内导管48 h内的患者出现菌血症或真菌血症，并伴有发热（>38 ℃）、寒战或低血压等感染表现，除血管导管外没有其他明确的感染源。实验室微生物学检查显示：外周静脉血培养细菌或真菌阳性；或者从导管段和外周血培养出相同种类、相同药敏结果的致病菌。

3.7 药物渗出（infiltration）

静脉输液过程中，非腐蚀性药液进入静脉管腔以外的周围组织。

3.8 药物外渗（extravasation）

静脉输液过程中，腐蚀性药液进入静脉管腔以外的周围组织。

3.9 药物外溢（spill）

在药物配置及使用过程中，药物意外溢出暴露于环境中，如皮肤表面、台面、地面等。

4. 缩略语

下列缩略语适用于本文件。

CVC：中心静脉导管（central venous catheter）

PICC：经外周静脉置入中心静脉导管（peripherally inserted central catheter）

PN：肠外营养（parenteral nutrition）

PORT：输液港（implantable venous access port）

PVC：外周静脉导管（peripheral venous catheter）

5. 基本要求

5.1 静脉药物的配置和使用应在洁净的环境中完成。

5.2 实施静脉治疗护理技术操作的医务人员应为注册护士、医师和乡村医生，并应定期进行静脉治疗所必须的专业知识及技能培训。

5.3 PICC 置管操作应由经过 PICC 专业知识与技能培训、考核合格且有 5 年及以上临床工作经验的操作者完成。

5.4 应对患者和照顾者进行静脉治疗、导管使用及维护等相关知识的教育。

6. 操作程序

6.1 基本原则

6.1.1 所有操作应执行查对制度并对患者进行 2 种以上的身份识别，询问过敏史。

6.1.2 穿刺针、导管、注射器、输液（血）器及输液附加装置等应一人一用一灭菌，一次性使用的医疗器具不应重复使用。

6.1.3 易发生血源性病原体暴露的高危病区宜选用一次性安全型注射和输液装置。

6.1.4 静脉注射、静脉输液、静脉输血及静脉导管穿刺和维护应遵循无菌技术操作原则。

6.1.5 操作前后应执行 WS/T313 规定，不应以戴手套取代手卫生。

6.1.6 置入 PVC 时宜使用清洁手套，置入 PICC 时宜遵守最大无菌屏障原则。

6.1.7 PICC 穿刺以及 PICC、CVC、PORT 维护时，宜使用专用护理包。

6.1.8 穿刺及维护时应选择合格的皮肤消毒剂，宜选用 2% 葡萄糖酸氯己定、乙醇溶液（年龄<2 个月的婴儿慎用）、有效碘浓度不低于 0.5% 的碘伏或 2% 碘酊溶液和 75% 酒精。

6.1.9 消毒时应以穿刺点为中心用力擦拭，至少消毒 2 遍或遵循消毒剂使用说明书，待自然干燥后方可穿刺。

6.1.10 置管部位不应使用丙酮、乙醚等有机溶剂，不宜在穿刺部位使用抗菌油膏。

6.2 操作前评估

6.2.1 评估患者的年龄、病情、过敏史、静脉治疗方案、药物性质等，选择合适的

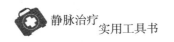

输注途径和静脉治疗工具。

6.2.2 评估穿刺部位皮肤情况和静脉条件,在满足治疗需要的情况下,尽量选择较细、较短的导管。

6.2.3 一次性静脉输液钢针宜用于短期或单次给药,腐蚀性药物不应使用一次性静脉输液钢针。

6.2.4 外周静脉留置针宜用于短期静脉输液治疗,不宜用于腐蚀性药物等持续性静脉输注。

6.2.5 PICC宜用于中长期静脉治疗,可用于任何性质的药物输注,不应用于高压注射泵注射造影剂和血液动力学监测(耐高压导管除外)。

6.2.6 CVC可用于任何性质的药物输注、血液动力学的监测,不应用于高压注射泵注射造影剂(耐高压导管除外)。

6.2.7 PORT可用于任何性质的药物输注,不应使用高压注射泵注射造影剂(耐高压导管除外)。

6.3 穿刺

6.3.1 PVC穿刺

6.3.1.1 包括一次性静脉输液及外周静脉留置针穿刺。

6.3.1.2 PVC穿刺应按以下步骤进行:

a)取舒适体位,解释说明穿刺目的及注意事项;

b)选择穿刺静脉,皮肤消毒;

c)穿刺点上方扎止血带,绷紧皮肤穿刺进针,见回血后可再次进入少许;

d)如为外周静脉留置针则固定针芯,送外套管入静脉,退出针芯,松止血带;

e)选择透明或纱布类无菌敷料固定穿刺针,敷料外应注明日期、操作者签名。

6.3.1.3 PVC穿刺时应注意以下事项:

a)宜选择上肢静脉作为穿刺部位,避开静脉瓣、关节部位以及有疤痕、炎症、硬结等处的静脉;

b)成年人不宜选择下肢静脉进行穿刺;

c)小儿不宜首选头皮静脉;

d)接受乳房根治术和腋下淋巴结清扫术的患者应选健侧肢体进行穿刺,有血栓史和血管手术史的静脉不应进行置管;

e)一次性静脉输液钢针穿刺处的皮肤消毒范围直径应不少于5 cm,外周静脉留置针穿刺处的皮肤消毒范围直径应不少于8 cm,应待消毒液自然干燥后再进行穿刺;

f)应告知患者穿刺部位出现肿胀、疼痛等异常不适时,及时告知医务人员。

6.3.2 PICC 穿刺

6.3.2.1 PICC 穿刺按以下步骤进行：

a)核对确认置管医嘱,查看相关化验报告；

b)确认已签署置管知情同意书；

c)取舒适体位,测量置管侧的臂围和预置管长度,手臂外展与躯干成45°~90°,对患者需要配合的动作进行指导；

d)以穿刺点为中心消毒皮肤,直径不少于20 cm,铺巾,建立最大化无菌屏障；

e)用生理盐水预冲导管,检查导管完整性；

f)在穿刺点上方扎止血带,按需要进行穿刺点局部浸润麻醉,实施静脉穿刺,见回血后降低角度进针少许,固定针芯,送入外套管,退出针芯,将导管均匀缓慢送入至预测量的刻度；

g)抽回血,确认导管位于静脉内,冲封管后应选择透明或纱布类无菌敷料固定导管,敷料外应注明日期、操作者签名；

h)通过 X 线摄片确定导管尖端位置；

i)应记录穿刺静脉、穿刺时间、导管刻度、导管尖端位置等,测量双侧上臂臂围并与置管前对照。

6.3.2.2 PICC 穿刺时应注意以下事项：

a)接受乳房根治术或腋下淋巴结清扫的术侧肢体、锁骨下淋巴结肿大或有肿块侧、安装起搏器侧不宜进行同侧置管,患有上腔静脉压迫综合征的患者不宜进行置管；

b)宜选择肘部或上臂静脉作为穿刺部位,避开肘窝、感染及有损伤的部位；新生儿还可选择下肢静脉、头部静脉和颈部静脉；

c)有血栓史、血管手术史的静脉不应进行置管；放疗部位不宜进行置管。

6.4 应用

6.4.1 静脉注射

6.4.1.1 应根据药物及病情选择适当推注速度。

6.4.1.2 注射过程中,应注意患者的用药反应。

6.4.1.3 推注刺激性、腐蚀性药物过程中,应注意观察回血情况,确保导管在静脉管腔内。

6.4.2 静脉输液

6.4.2.1 应根据药物及病情调节滴速。

6.4.2.2 输液过程中,应定时巡视,观察患者有无输液反应,穿刺部位有无红、肿、热、痛、渗出等表现。

6.4.2.3 输入刺激性、腐蚀性药物的过程中,应注意观察回血情况,确保导管在

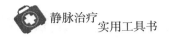

静脉内。

6.4.3 PN

6.4.3.1 宜由经培训的医护人员在层流室或超净台内进行配制。

6.4.3.2 配好的PN标签上应注明科室、病案号、床号、姓名、药物的名称、剂量、配制日期和时间。

6.4.3.3 宜现用现配,应在24 h内输注完毕。

6.4.3.4 如需存放,应在4 ℃冰箱内,并应复温后再输注。

6.4.3.5 输注前应检查有无悬浮物或沉淀,并注明开始输注的日期及时间。

6.4.3.6 应使用单独输液器匀速输注。

6.4.3.7 单独输注脂肪乳剂时,输注时间应严格遵照药物说明书。

6.4.3.8 在输注的PN中不应添加任何药物。

6.4.3.9 应注意观察患者对PN的反应,及时处理并发症并记录。

6.4.4 密闭式输血

6.4.4.1 输血前应了解患者血型、输血史及不良反应史。

6.4.4.2 输血前和床旁输血时应分别双人核对输血信息,无误后才可输注。

6.4.4.3 输血起始速度宜慢,应观察15 min无不适后再根据患者病情、年龄及输注血制品的成分调节滴速。

6.4.4.4 血制品不应加热,不应随意加入其他药物。

6.4.4.5 全血、成分血及其他血液制品应从血库取出后30 min内输注,1个单位的全血或成分血应在4 h内输完。

6.4.4.6 输血过程中应对患者进行监测。

6.4.4.7 输血完毕应记录,空血袋应低温保存24 h。

6.5 静脉导管的维护

6.5.1 冲管及封管

6.5.1.1 经PVC输注药物前宜通过输入生理盐水确定导管在静脉内;经PICC、CVC、PORT输注药物前宜通过回抽血液来确定导管在静脉内。

6.5.1.2 PICC、CVC、PORT的冲管和封管应使用10 mL以上注射器或一次性专用冲洗装置。

6.5.1.3 给药前后宜用生理盐水脉冲式冲洗导管,如果遇到阻力或者抽吸无回血,应进一步确定导管的通畅性,不应强行冲洗导管。

6.5.1.4 输液完毕应用导管容积加延长管容积2倍的生理盐水或肝素盐水正压封管。

6.5.1.5 肝素盐水的浓度,PORT可用100 U/mL,PICC及CVC可用0～10 U/mL。

6.5.1.6 连接PORT时应使用专用的无损伤针穿刺,持续输液时无损伤针应每7天更换1次。

6.5.1.7 PORT在治疗间歇期应至少每4周维护1次。

6.5.1.8 PICC导管在治疗间歇期间应至少每周维护1次。

6.5.2 敷料的更换

6.5.2.1 应每日观察穿刺点及周围皮肤的完整性。

6.5.2.2 无菌透明敷料应至少每7天更换1次,无菌纱布敷料应至少每2天更换1次;若穿刺部位发生渗液、渗血时应及时更换敷料;穿刺部位的敷料发生松动、污染等完整性受损时应立即更换。

6.6 输液(血)器及输液附加装置的使用

6.6.1 输注药品说明书所规定的避光药物时,应使用避光输液器。

6.6.2 输注脂肪乳剂、化疗药物以及中药制剂时宜使用精密过滤输液器。

6.6.3 输注的两种不同药物间有配伍禁忌时,在前一种药物输注结束后,应冲洗或更换输液器,并冲洗导管,再接下一种药物继续输注。

6.6.4 使用输血器时,输血前后应用无菌生理盐水冲洗输血管道;连续输入不同供血者的血液时,应在前一袋血输尽后,用无菌生理盐水冲洗输血器,再接下一袋血继续输注。

6.6.5 输液附加装置包括三通、延长管、肝素帽、无针接头、过滤器等,应尽可能减少输液附加装置的使用。

6.6.6 输液附加装置宜选用螺旋接口,常规排气后与输液装置紧密连接。

6.6.7 经输液接头(或接口)进行输液及推注药液前,应使用消毒剂多方位擦拭各种接头(或接口)的横切面及外围。

6.7 输液(血)器及输液附加装置的更换

6.7.1 输液器应每24 h更换1次,如怀疑被污染或完整性受到破坏时,应立即更换。

6.7.2 用于输注全血、成分血或生物制剂的输血器宜4 h更换1次。

6.7.3 输液附加装置应和输液装置一并更换,在不使用时应保持密闭状态,其中任何一部分的完整性受损时都应及时更换。

6.7.4 外周静脉留置针附加的肝素帽或无针接头宜随外周静脉留置针一起更换;PICC、CVC、PORT附加的肝素帽或无针接头应至少每7天更换1次;肝素帽或无针接头内有血液残留、完整性受损或取下后,应立即更换。

6.8 导管的拔除

6.8.1 外周静脉留置针应72～96 h更换1次。

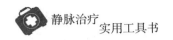

6.8.2 应监测静脉导管穿刺部位,并根据患者病情、导管类型、留置时间、并发症等因素进行评估,尽早拔除。

6.8.3 PICC留置时间不宜超过1年或遵照产品使用说明书。

6.8.4 静脉导管拔除后应检查导管的完整性,PICC、CVC、PORT还应保持穿刺点24h密闭性。

7. 静脉治疗相关并发症处理原则

7.1 静脉炎

7.1.1 应拔除PVC,可暂时保留PICC;及时通知医师,给予对症处理。

7.1.2 将患肢抬高、制动,避免受压。必要时,应停止在患肢静脉输液。

7.1.3 应观察局部及全身情况的变化并记录。

7.2 药物渗出与药物外渗

7.2.1 应立即停止在原部位输液,抬高患肢,及时通知医师,给予对症处理。

7.2.2 观察渗出或外渗区域的皮肤颜色、温度、感觉等变化及关节活动和患肢远端血运情况并记录。

7.3 导管相关性静脉血栓形成

7.3.1 可疑导管相关性静脉血栓形成时,应抬高患肢并制动,不应热敷、按摩、压迫,立即通知医师对症处理并记录。

7.3.2 应观察置管侧肢体、肩部、颈部及胸部肿胀、疼痛、皮肤温度及颜色、出血倾向及功能活动情况。

7.4 导管堵塞

7.4.1 静脉导管堵塞时,应分析堵塞原因,不应强行推注生理盐水。

7.4.2 确认导管堵塞时,PVC应立即拔除,PICC、CVC、PORT应遵医嘱及时处理并记录。

7.5 导管相关性血流感染

可疑导管相关性血流感染时,应立即停止输液,拔除PVC,暂时保留PICC、CVC、PORT,遵医嘱给予抽取血培养等处理并记录。

7.6 输液反应

7.6.1 发生输液反应时,应停止输液,更换药液及输液器,通知医师,给予对症处理,并保留原有药液及输液器。

7.6.2 应密切观察病情变化并记录。

7.7 输血反应

7.7.1 发生输血反应立即减慢或停止输血,更换输血器,用生理盐水维持静脉通畅,通知医生给予对症处理,保留余血及输血器,并上报输血科。

7.7.2 应密切观察病情变化并记录。

8. 职业防护

8.1 针刺伤防护

针刺伤防护操作按GBZ/T213执行。

8.2 抗肿瘤药物防护

8.2.1 配置抗肿瘤药物的区域应为相对独立的空间,宜在Ⅱ级或Ⅲ级垂直层流生物安全柜内配置。

8.2.2 使用抗肿瘤药物的环境中可配备溢出包,内含防水隔离衣、一次性口罩、乳胶手套、面罩、护目镜、鞋套、吸水垫及垃圾袋等。

8.2.3 配药时操作者应戴双层手套(内层为PVC手套,外层为乳胶手套)、一次性口罩;宜穿防水、无絮状物材料制成、前部完全封闭的隔离衣;可佩戴护目镜;配药操作台面应垫以防渗透吸水垫,污染或操作结束时应及时更换。

8.2.4 给药时,操作者宜戴双层手套和一次性口罩;静脉给药时宜采用全密闭式输注系统。

8.2.5 所有抗肿瘤药物污染物品应丢弃在有毒性药物标识的容器中。

8.2.6 抗肿瘤药物外溢时按以下步骤进行处理:

a)操作者应穿戴个人防护用品;

b)应立即标明污染范围,粉剂药物外溢应使用湿纱布垫擦拭,水剂药物外溅应使用吸水纱布垫吸附,污染表面应使用清水清洗;

c)如药液不慎溅在皮肤或眼睛内,应立即用清水反复冲洗;

d)记录外溢药物名称、时间、溢出量、处理过程以及受污染的人员。

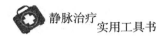
肝素钠溶液配制方法

肝素钠溶液配制:肝素钠溶液:2 mL=12 500 U

1 mL=6 250 U

0.1 mL=625 U

100 mL生理盐水+0.16 mL肝素钠=10 U/mL

250 mL生理盐水+0.4 mL肝素钠=10 U/mL

100 mL生理盐水+1.6 mL肝素钠=100 U/mL

250 mL生理盐水+4 mL肝素钠=100 U/mL

静脉炎分级

根据静脉炎分级标准对静脉炎的严重程度进行区分、记录、管理及跟踪。

0级:没有症状。

1级:输液部位发红,伴有或不伴疼痛。

2级:输液部位疼痛,伴有发红或水肿。

3级:输液部位疼痛,伴有发红或水肿条索样物形成,可触摸到条索状的静脉。

4级:输液部位疼痛,伴有发红或水肿条索样物形成,可触摸到条索状的静脉大于2.5 cm,有脓液渗出。

附表-1　药液渗出/外渗临床表现与分级

级别	
0	没有症状
1	皮肤发白,水肿范围的最大处直径小于2.5 cm,皮肤冰凉,伴有或不伴有疼痛
2	皮肤发白,水肿范围的最大处直径在2.5~15 cm,皮肤冰凉,伴有或不伴疼痛
3	皮肤发白,半透明状,水肿范围的最小处直径大于15 cm,皮肤冰凉,轻到中等程度的疼痛,可能有麻木
4	皮肤发白,半透明状,皮肤紧绷,有渗出,可凹形水肿,皮肤变色,有瘀斑,肿胀、水肿范围最小处直径大于15 cm,循环障碍,局部皮肤变形、坏死、黑痂、深部溃疡,肌腱、血管、神经外露或伴感染

附表-2　药液渗出/外渗临床表现与分期

分期	
局部组织炎性反应期	局部皮肤红润、肿胀、发热、刺痛,无水泡和坏死
静脉炎性反应期	局部皮下组织出血或水泡形成,水泡破溃、组织苍白、形成浅表溃疡
组织坏死期	局部皮肤变形坏死、黑痂、深部溃疡,肌腱、血管、神经外露或伴感染

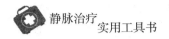

常见常用药物pH值及渗透压列表

附表-3　常见常用药物pH值及渗透压列表

类别	药物名称	pH<5 pH>9	渗透压 >600 mOsm/L	规格	备注
化疗类	阿霉素	3.8～6.5		10 mg	发泡剂
	多柔比星	4.5～6.5		10 mg	发泡剂
	柔红霉素	4.5～6.5	300	10 mg	发泡剂
	阿克拉霉素			10 mg	发泡剂
	表柔比星			10 mg	发泡剂
	伊达比星	5.0～7.0		1 mg	发泡剂
	丝裂霉素	6.0～8.0		2 mg	发泡剂
	米托蒽醌	3.0～4.5		10 mg	发泡剂
	氮芥	3.0～4.0		5 mg	发泡剂
	长春新碱	3.5～5.5	610	1 mg	发泡剂
	酒石酸长春新碱	3.0～3.8		10 mg	发泡剂
	高三尖杉酯碱	3.5～4.5		1 mg	发泡剂
	注射硫酸长春地辛	3.5～5.5		1 mg	发泡剂
	放线菌素D	5		50 mg	发泡剂
	光辉霉素	7		4 mg	发泡剂
	吉西他滨	2.7～3.3		200 mg	刺激性药物
	博来霉素	4.5～6		6 mg	刺激性药物
	依托泊苷注射液	3.0～4.0		0.1 g	刺激性药物
	伊替立康	3.5		100 mg	刺激性药物
	顺铂	3.5～6.0	300	10 mg	刺激性药物

续表

类别	药物名称	pH<5 pH>9	渗透压 >600 mOsm/L	规格	备注
化疗类	卡铂	5.0～7.0		100 mg	刺激性药物
	奥沙利铂	4.5～6.0		50 mg	刺激性药物
	异环磷酰胺	4.0～7.0	362	0.5 g	刺激性药物
	环磷酰胺	4.5～6.5		100 mg	刺激性药物
	注射用甲氨蝶呤	7.0～9.0		0.1 g	刺激性药物
	紫杉醇	3.0～5.0	610	30 mg	刺激性药物
	阿糖胞苷	5.0～6.5		100 mg	刺激性药物
	氟尿嘧啶	8.4～9.2	650	0.25 g	刺激性药物
	替尼泊苷	5		10 mg	刺激性药物
消炎类	奥硝唑,甲硝唑	2.3～4.5		100 mL	刺激性药物
	注射用阿莫西林	3.5～5.5		1 g	刺激性药物
	阿奇霉素	5.5～7.5		0.5 g	刺激性药物
	氟康唑氯化钠注射液	4.0～6.0		0.2 g	刺激性药物
	盐酸万古霉素	2.5～4.5		5 mg/mL	刺激性药物
	乳酸环丙沙星	3.5～4.5		1 mg/mL	刺激性药物
	阿昔洛韦	10.5～11.5	316	0.25 g	刺激性药物
	更昔洛韦	10.5～11.5		0.25 g	刺激性药物
	氯化可的松	5.7		5 mg	刺激性药物
	阿莫西林克拉维酸钾	8.0～10.0			刺激性药物
	阿莫西林舒巴坦（氨苄）	8.0～10.0			刺激性药物
	头孢哌酮舒巴坦钠	3.5～6.5			刺激性药物
	头孢西丁	4.2～7.0			刺激性药物
	头孢拉定	8.0～9.6			刺激性药物
	左氧氟沙星	3.5～5.8	250		刺激性药物

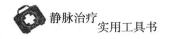

续表

类别	药物名称	pH<5 pH>9	渗透压 >600 mOsm/L	规格	备注
麻醉类	盐酸利多卡因注射液	3.6～5.5		0.4 g	刺激性药物
	注射用苯磺酸阿曲库铵	2.5～4.0		25 mg	刺激性药物
	氟马西尼	3.5～4.2		0.5 mg	刺激性药物
	盐酸氯丙嗪	3.0～5.0		50 mg	刺激性药物
	盐酸氯氨酮	3.5～5.5		0.1 g	刺激性药物
	盐酸纳洛酮注射液	3.0～4.0		0.4 mg	刺激性药物
	布桂嗪注射液	3.0～4.5		100 mg	刺激性药物
	盐酸吗啡注射液	3.0～5.0		10 mg	刺激性药物
	苯巴比妥钠	8.5～10.0		0.1 g	刺激性药物
	异戊巴比妥钠	10.2		5%	刺激性药物
抢救类	盐酸阿托品	2.5～5.5		0.5 mg	刺激性药物
	盐酸洛贝林注射液	2.7～4.5		3 mg/mL	刺激性药物
	盐酸肾上腺素注射液	2.5～5.0		1 mg/mL	刺激性药物
	异丙肾上腺素注射液	2.5～4.5		1 mg	刺激性药物
	去甲肾上腺素注射液	2.5～4.5		2 mg/mL	刺激性药物
	间羟胺注射液	3.0～4.0		19 mg/mL	刺激性药物
	尼可刹米	5.5～6.5		0.375 g	刺激性药物
	盐酸多巴胺	2.5～4.5	277	10 mg/mL	发泡剂
	盐酸多巴胺酚丁胺	2.5～5.0		10 mg/mL	发泡剂
普通类	氢化可的松	5.7		5 mg	刺激性药物
	七叶皂苷钠	4.6		5 mg	刺激性药物
	20% 甘露醇	4.5～6.5	1 098	250 mL	刺激性药物
	单硝酸异山梨酯	4.0～6.0		20 mg	刺激性药物
	盐酸普罗帕酮	3.5～5.0		70 mg	刺激性药物
	酚妥拉明	2.5～5.0		10 mg	刺激性药物

续表

类别	药物名称	pH<5 pH>9	渗透压 >600 mOsm/L	规格	备注
普通类	盐酸胺碘酮注射液	2.5~4	700~800	0.15 g	刺激性药物
	盐酸艾司洛尔注射液	4.5~5.5		0.1 g	刺激性药物
	10%氯化钾	5.0~7.0	2 666	10 mL	发泡剂
	胰岛素注射液	2.5~3.5		40 U/mL	刺激性药物
	硫酸镁注射液	5.0~7.0		2.5 g	刺激性药物
	葡萄糖酸钙	4.0~7.5		10 mL	发泡剂
	氨茶碱	8.6~9.3		0.25	刺激性药物
	呋塞米	8.5~9.5		20 mg	刺激性药物
	氢氯噻嗪	9.2~10.0		2.50%	刺激性药物
	三磷酸腺苷注射液	8.0~9.5		20 mg	刺激性药物
	盐酸精氨酸	3.5~5.5		5 g	刺激性药物
	酚磺乙胺注射液	3.5~5.5		2 mL:0.5 g	刺激性药物
	氨甲苯酸	4.5		10 mg	刺激性药物
	甲氧氯普胺注射液	2.5~4.5		10 mg	刺激性药物
	奥曲肽注射液	3.7~4.7		0.1 mg	刺激性药物
	盐酸昂丹司琼	2.0~4.0		4 mg	刺激性药物
	格拉司琼	4.0~5.0		1 mg	刺激性药物
	V-K1	5.5		4 mg	刺激性药物
	V-B6注射液	2.5~4.0		100 mg	刺激性药物
	西咪替丁注射液	5.0~7.0		0.2 g	刺激性药物
	奥美拉唑钠	10.3~11.3		40 mg	刺激性药物
	注射用泮托拉唑	9.5~11.0		40 mg	刺激性药物
	还原谷胱甘肽	4.99		30 mg	刺激性药物
	盐酸山莨菪碱	4.0~5.0		10 mg	刺激性药物
	罂粟碱注射液	2.5~4.0		30 mg	刺激性药物

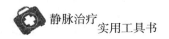

续表

类别	药物名称	pH<5 pH>9	渗透压 >600 mOsm/L	规格	备注
普通类	鱼精蛋白注射液	2.5～3.5		50 mg	刺激性药物
	缩宫素注射液	3.0～4.5		1 mL	刺激性药物
	碘海醇	6.5～7.8	700～800		刺激性药物
	盐酸麻黄碱注射液	4.5～6.5		30 mg	刺激性药物
	右旋糖酐40注射液	3.5～6.5		500 mL	刺激性药物
	10%氯化钠		1 030	10 mL	刺激性药物
	TPN		700～2 000	570～ 1 440 mL	刺激性药物
	5%碳酸氢钠	7.5～8.5	1 190	10 mL	刺激性药物
	50%高糖	3.2～6.5	2 526	20 mL	发泡剂
	10%葡萄糖	3.2～6.5	500		
	5%葡萄糖		250		
	0.9%氯化钠		310		
	氨基酸18（AAA）	5.7～7.0	691～845		刺激性药物
	硝普钠				发泡剂

知识拓展：常见药物的说明

尼莫地平注射液将新配置的尼莫地平稀释液（1 mL 尼莫地平注射液加 19 mL 林格氏液）加温至与血液温度相同后于术中脑池滴注，尼莫地平稀释液配置后必须立即使用。

不相容性：由于尼莫地平的活性成分可被聚氯乙烯（PVC）吸收，所以输注尼莫地平时仅允许使用聚乙烯（PE）输液管，尼莫地平输液的活性成分有轻微的光敏感性，应避免在太阳光直射下使用。如果输液过程中不可避免暴露于太阳光下，应采用黑色、棕色或红色的玻璃注射器及输液管，或用不透光材料将输液泵及输液管包裹或遵医嘱。但如果在散射性日光或人工光源下，使用本品 10 h 内不必采取特殊的保护措施。

硝酸甘油注射液本品与玻璃输液瓶和聚乙烯做的输液塞有很好的相容性，本品与聚氯乙烯(PVC)不相容,如果用这种材料制作容器盛装,硝酸甘油会有明显丢失。不要使用聚氯乙烯做的输液袋,如vialex或steriflex。

本品可以用玻璃输液泵或硬塑料制作的输液器来缓慢输注(Gillette Sabre输液器、B-D Plastipak输液器或Monoject输液器,摘自Sherwood Medical Ltd.)。

紫杉醇注射:治疗前应用地塞米松、苯海拉明和H_2受体拮抗剂进行预处理。未稀释的浓缩药液不要接触聚氯乙烯塑料器械或设备,且不能进行静脉滴注。稀释的药液应储藏在瓶内或塑料袋,采用聚氯乙烯给药设备滴注。给药期间应注意有无过敏反应及生命特征的变化。

【执行标准】

《中华人民共和国药典》2010年版第一增补本。

TPE精密输液器优势摘要

当前静脉输注仍然是临床治疗中比较常用的给药方法,我国50%～60%的住院病人采用静脉输液治疗,约70%以上的急诊病人在治疗中使用静脉输液。由于输液给药直接进入体循环,与其他方式相比是风险最大的一种给药途径,所以静脉输液的安全性越来越引起重视。影响临床输液安全的因素很多,输液器本身的材质也是其中的一个重要因素。

目前国内使用的输液器原材料为聚氯乙烯树脂(PVC),PVC材质输液器在生产过程中需要添加:

(1)酯类增塑剂(DEHP-邻苯二甲酸二辛酯),属于环境激素,含量约30%～40%。

(2)稳定剂:含Ca、Zn、Ba等元素的重金属化合物。

传统PVC输液器主要表现在以下几个方面的缺陷,从而影响输液的安全:

(1)在制作PVC输液器时,为了保证输液器的柔软性和回弹性,需要加入增塑剂,一般为DEHP(即邻苯二甲酸二辛酯,添加量为35%～40%),某些药物会使DEHP迁移出来,移到输液器的表面,随药液进入人体,对人体造成危害。研究表明,DEHP是一种生物内分泌干扰素,可干扰人体激素分泌,而过多地接触增塑剂,会造成儿童和青少年性早熟、生殖器短小等生殖和发育障碍,损害男性生殖能力,导致女性性早熟、不孕不育,孕龄妇女卵巢囊肿,孕妇锌元素流失等危害;国家食品药品监督管理局于2011年3月发布的《一次性使用输注器具产品注册技术审查指导原则》规定:新生儿、青春期前的男性、怀孕期和哺乳期的妇女不宜使用含有DEHP的产品输注药物。2011年5月,台湾饮料食品违法添加有毒塑化剂被曝光,该塑化剂即为DEHP。

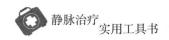

（2）PVC对某些药物有很大的吸附性，导致用药不准、疗效降低、延误治疗进程，从而增加病人的经济负担。

（3）PVC中加有多种含金属离子的化合物作为稳定剂，如铅、镉等，在输液过程中进入人体，积累而造成慢性中毒，使生物机体的各项功能钝化，给人体健康带来危害。

（4）PVC在加工中降解也会产生少量氯乙烯单体，氯乙烯单体也会随着药液进入人体，对人体造成危害。氯乙烯已被国际公认为导致肝癌的物质。

（5）PVC燃烧时产生的二恶英毒性极大，严重污染环境，并最终通过食物如牛肉、牛奶、鱼肉等进入人体致癌。

与传统PVC输液器相比，TPE输液器主要有以下特点：

（1）不含增塑剂DEHP，不添加含金属离子的稳定剂，保护患者和医护人员的健康。

（2）对药物无吸附，保证用药的准确性和治疗效果。

（3）废弃物处理简单，焚烧或掩埋不产生致癌的二恶英和形成酸雨的氯化氢气体，只产生二氧化碳和水，对环境无害。

上腔静脉压迫综合征

上腔静脉压迫综合征是由多种原因造成流经上腔静脉的血液受阻一组综合征。是肿瘤患者常见的并发症之一。最常见的症状为呼吸困难，面颈部水肿，躯干和上肢水肿，颈静脉扩张，上臂、胸腔和胸壁静脉扩张，还可能出现胸痛、头痛、咳嗽及吞咽困难等。

静脉炎处置相关药物机理及用法

[中药金黄膏]大黄、姜黄、黄柏、白芷,具有活血化瘀,消肿止痛,改善微循环等作用。

用法:取适量涂抹于患者静脉炎皮肤上方,使其渗入皮肤,外裹保鲜膜覆盖2 h,去除,一日3~4次,2~3日。

[25%硫酸镁]利用其高渗作用,促进组织水肿的吸收,同时解除血管痉挛,改善微循环,但水分易蒸发干燥,温度不易控制,操作烦琐且疗效差。

25%硫酸镁液的配制按25 g硫酸镁粉加入100 mL水中的比例溶解完全,使用前加热至30~35 ℃使用。

用法:将纱布湿润,覆盖在静脉炎部位20~30 min,外敷保鲜膜保持湿润,一日2~3次,3~4日。

[喜辽妥]成分是肝素钠,属于黏多糖,具有较强的抗凝血和抗血栓形成的作用,可以促进局部血液流动,加速水肿吸收,对血栓性静脉炎效果显著。

用法:在创面涂抹药膏,外裹保鲜膜,一日2~3次。

√穿刺并发症风险	√治疗周期持续时间
√植入后并发症风险	√是否有多通路要求
√潜在治疗方案改变	√输液流速的要求
√目前和未来患者活动	√是否需要采集血液
√成本:器材/植入成本/维护成本	√患者自己的偏好及正确使用的维护能力
√既往史	

附图-2　评估静脉输液治疗

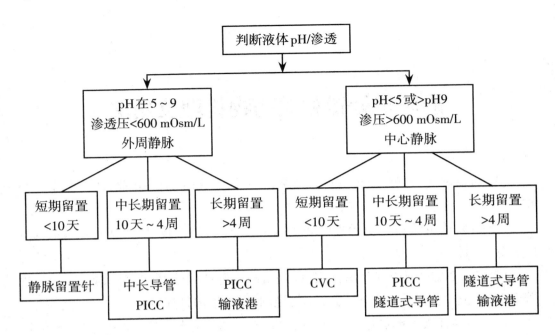

附图-3　输液工具的选择

各种血管通道器材的选择使用表

附表-4　各种血管通道器材的选择使用

VDA 类型	留置时间	输入液参数	置入的静脉	导管尖端位置	备注
头皮针	谨慎给予短期单次小于4 h的静脉输液（INS和中华护理学会静脉输液委员会建议）	非发泡剂/无刺激性药物 pH 5.0~9.0,渗透压小于600 mOsm/L	手和前臂的浅静脉	腋静脉下的任何外周静脉	由金属制成单次采集血标本或单剂量给药,低成本通道器材
外周静脉短导管	<72~96 h（INS/CDC)建议	非发泡剂/无刺激性药物 pH5.0~9.0,渗透压<600 mOsm/L	手和前臂的浅静脉	腋静脉下的在何外周静脉	由特氟隆或聚脲氨脂制成短期单剂量给药,低成本通道器材
中等长度导管	7~49天(INS和中华护理学会静脉输液委员会建议)新生儿为6~10天	非发泡剂无刺激性药物pH 5.0~9.0,渗透压<600 mOsm/kg	上臂静脉,新生儿和儿童可选择头部静脉	腋静脉或锁骨下静脉;新生儿和儿童尖端位于颈外静脉	硅胶或聚脲氨脂制成,单腔或双腔导管可修复,相对低成本通道器材
经外周穿刺中心静脉导管	5~7天或以上,最大留置时间是未知(INS建议1年)	没有限制药物,酸碱度范围:任意;渗透压范围:任意	上臂静脉,新生儿和儿童可选择头部静脉,血管通路差的患者可选颈静脉	上腔静脉	硅胶或聚脲氨脂制成单腔或者双腔三向瓣膜式、前端开口式导管。可修复,相对低成本通道器材。刺激性药物,多种不同溶液体输注、多次取血,家庭护理

续表

VDA 类型	留置时间	输入液参数	置入的静脉	导管尖端位置	备注
非隧道式中心静脉导管 ACVC	短期治疗<30天（2011版INS提出无法确定最长留置时间，不需要予以拔出）	没有限制药物，酸碱度范围：任意；渗透压范围：任意	颈内静脉、颈外静脉、锁骨下静脉，避免股静脉	上腔静脉	硅胶或聚脲氨脂制成，单腔或者双腔或三腔三向瓣膜式、末端封闭式，相对低成本通道器材，多种不同溶液体输注，多次取血
隧道式中心静脉导管 ACVC	不到长期治疗超过6个星期	没有限制药物，酸碱度范围：任意；渗透压范围：任意	锁骨下静脉颈内静脉	上腔静脉	硅胶或聚脲氨脂制成，三向瓣膜式、末端封闭式，家庭护理，活跃患者、挂拐杖的患者
输液港 PORT	长期治疗超过1年	没有限制药物，酸碱度范围：任意；渗透压范围：任意	锁骨下静脉颈内静脉	上腔静脉	硅胶或聚脲氨脂制成，三向瓣膜式导管、末端封闭式。家庭护理患者及挂拐杖的患者

静脉输液时需要避光的药物

本文并未覆盖所有对光不稳定的药物,尤其是复方制剂,同时由于不同厂家的制剂工艺不同,使用说明可能会有差异,具体操作方法应以药物的说明书为准。

光照会加速药物的氧化,一些化学性质不稳定的药物见光后易分解,不仅降低了药物的活性,而且增加了药物的毒性,严重影响药物的疗效。尤其是水溶液,药物分子被分散,对光的通透性增加,以及水中氧的氧化作用,加大了光解作用。除了影响治疗效果之外,还常常引起不良反应,严重的甚至危及生命,因此在药品生产、运输、贮存,特别是在药品使用过程中应注意避光。

附表-5　临床输注时需要避光的药物

通用名称	避光原因
氧氟沙星、氟罗沙星、乳酸环丙沙星氯化钠、盐酸莫西沙星氯化钠注射液	避光缓慢静脉滴注,对光不稳定,易发生光解反应,使抗菌活性下降。光促反应为放热反应,在溶液状态和有氧的条件下更易发生;光促反应不仅可产生降解物,也可以产物聚合
伊曲康唑注射液	混合后的溶液,避免直接光照
盐酸氯丙嗪、异丙嗪注射液	易氧化变色,静滴时须注意避光
维生素类注射液	加入葡萄糖注射液中使用时需要避光。维生素 B_{12} 遇光易分解,溶解后要尽快使用;亚叶酸钙注射液应避免光线直接照射及热接触,维生素 A、维生素 B_6 和维生素 C 只需避光保存
肾上腺素、异丙肾上腺素、去甲肾上腺素、多巴胺、吗啡、酚磺乙胺等	易氧化变质,输注时宜避光
注射用硝普钠	本品对光敏感,溶液稳定性差,光照下分解加速,硝普钠经光线照射后,生成激发态的硝普钠,然后分解为水合铁氰化钾和氧化氮。水合铁氰化钾进一步分解,产生有毒的氢氰酸及普鲁士蓝等。因此该注射液应临用前配制,避光滴注,并于12 h内用完。如变为暗棕色、橙色或蓝色,应弃去。(静滴时,输液器要用铝箔或不透光材料包裹使其避光)

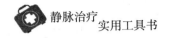

续表

通用名称	避光原因
硝苯地平注射剂	对光极度敏感,易发生光解反应
硝酸甘油注射液	许多塑料输液器可吸附本药,故应采用玻璃输液瓶,且静脉给药必须避光
对氨基水杨酸钠注射剂	由于其发生脱羧反应生成褐色的间氨基酚,再被继续氧化形成二苯醌型化合物所致,其氨基容易被羧基所取代而使溶液呈明显红棕色,临床如出现溶液颜色深于刚配制时的颜色则不能再行滴注
甲钴铵注射液	见光易分解,静脉给药避光。注射液开封后立即使用
尼莫地平	尼莫地平输液的活性成分有光敏感性,输液过程中应采用黑色、棕色或红色的玻璃注射器或输液管,或用不透光材料将输液泵及输液管包裹,如在散射线日光或人工光源下,用药10 h内不必采取特殊的保护措施
注射用两性霉素B	本药宜缓慢避光滴注,临床使用时滴注必须临时配制
注射用硫酸长春新碱	本药对光敏感,给药时应避免日光直接照射
注射用对氨基水杨酸钠	对氨基水杨酸钠是常用的抗结核病药,容易发生脱羧反应生成褐色的间氨基酚,再被继续氧化形成二苯醌型化合物,引起不良反应。该药物无论是药品说明书还是各类用药指南都明确指出,静脉滴注的溶液应新鲜配制,滴注过程应避光,溶液变色即不得使用
盐酸表阿霉素	本品在保存和用药时应避光,分次给药或避光点滴可明显减轻不良反应
卡铂	本药存放及滴注时应避光,应现配现用,配制好的药液应在8 h内使用
脂肪乳中/长链脂肪乳	有资料显示在光照疗法中,同时输入脂肪乳,由光引起的脂质过氧化物不能被完全消除,因此作为预防措施,建议对新生儿进行光照疗法期间,输入脂肪乳应避光
硫酸长春地辛	避光,注射液应用前新鲜配制,剩余的注射液应弃去,不可放置再用
泮托拉唑钠	避光,只能用氯化钠注射液溶解、稀释,溶解稀释后4 h滴完
注射用顺铂	见光后会吸收一部分光能,引起光化学反应,也可能发生光水合反应和光氧化还原反应,最终析出金属铂

续表

通用名称	避光原因
头孢美唑钠	本剂遇光会逐渐变色,故启封后应注意保存
其他抗肿瘤药物	许多化疗药物由于其化学结构的特殊性,在光照下容易发生聚合、裂解等反应,所以,我们在管理时,要注意避光。常见的需避光保存的抗肿瘤药有阿糖胞苷、甲氨蝶呤、丝裂霉素、氟尿嘧啶、长春新碱、达卡巴嗪、昂丹司琼、利妥昔单抗、紫杉醇、长春瑞滨等
中药注射制剂	喜炎平、血塞通、丹参等中药制剂,由于成分复杂,为避免不良反应的发生,故应按说明书要求进行避光保存

各种皮试液配制

目前使用头孢类抗菌药物均做皮肤过敏试验,但使用的皮试液种类、浓度、用量、配制和贮存方法等都存在差异,为使临床护理人员工作简便、易懂,护理部现统一皮试液配制:

1. 头孢类皮试液配制方法(抽三推二)。

原装药品剂量:0.25 g/0.5 g/0.75 g/1.0 g/1.5 g/2 g分别加+生理盐水1 mL/2 mL/3 mL/4 mL/6 mL/8 mL

皮内试敏剂量均为:50 μg/0.1 mL

0.25 g

0.25 g头孢+生理盐水1 mL=0.25 g/mL(0.25 g=250 mg)

①抽上液0.1 mL+生理盐水0.9 mL=25 mg/mL

②抽上液0.1 mL+生理盐水0.9 mL=2.5 mg/mL

③抽上液0.2 mL+生理盐水0.8 mL=0.5 mg/mL(500 μg/mL)

皮试时取0.1 mL(即50 μg/0.1 mL)

0.5 g

0.5 g头孢+生理盐水2 mL=0.25 g/mL(0.25 g=250 mg)

①抽上液0.1 mL+生理盐水0.9 mL=25 mg/mL

②抽上液0.1 mL+生理盐水0.9 mL=2.5 mg/mL

③抽上液0.2 mL+生理盐水0.8 mL=0.5 mg/mL(500 μg/mL)

皮试时取0.1 mL(即50 μg/0.1 mL)

0.75 g

0.75 g头孢+生理盐水3 mL=0.25 g/mL(0.25 g=250 mg)

①抽上液0.1 mL+生理盐水0.9 mL=25 mg/mL

②抽上液0.1 mL+生理盐水0.9 mL=2.5 mg/mL

③抽上液0.2 mL+生理盐水0.8 mL=0.5 mg/mL(500 μg/mL)

皮试时取0.1 mL(即50 μg/0.1 mL)

1.0 g

1.0 g头孢+生理盐水4 mL=0.25 g/mL（0.25 g=250 mg）

①抽上液0.1 mL+生理盐水0.9 mL=25 mg/mL

②抽上液0.1 mL+生理盐水0.9 mL=2.5 mg/mL

③抽上液0.2 mL+生理盐水0.8 mL=0.5 mg/mL（500 μg/mL）

皮试时取0.1 mL（即50 μg/0.1 mL）

1.5 g

1.5 g头孢+生理盐水6 mL=0.25 g/mL（0.25 g=250 mg）

①抽上液0.1 mL+生理盐水0.9 mL=25 mg/mL

②抽上液0.1 mL+生理盐水0.9 mL=2.5 mg/mL

③抽上液0.2 mL+生理盐水0.8 mL=0.5 mg/mL（500 μg/mL）

皮试时取0.1 mL（即50 μg/0.1 mL）

2 g

2 g头孢+生理盐水8 mL=0.25 g/mL（0.25 g=250 mg）

①抽上液0.1 mL+生理盐水0.9 mL=25 mg/mL

②抽上液0.1 mL+生理盐水0.9 mL=2.5 mg/mL

③抽上液0.2 mL+生理盐水0.8 mL=0.5 mg/mL（500 μg/mL）

皮试时取0.1 mL（即50 μg/0.1 mL）

2. 青霉素类皮试（抽三推二）。

原装药品剂量：160万单位

皮内试敏剂量：20单位/0.1 mL

160万单位+生理盐水4 mL=40万单位/mL

①抽上液0.1 mL+生理盐水0.9 mL=4万单位/mL

②抽上液0.1 mL+生理盐水0.9 mL=4 000/mL

③抽上液0.5 mL+生理盐水0.5 mL=200单位/mL

皮试时取0.1 mL（即20单位/0.1 mL）

预冲式导管冲洗器使用

附表-6　预冲式导管冲洗器使用流程

检查外包装上的有效期,依包装上白色撕裂带撕开包装,取出冲洗器。
向上推动芯杆(不要拧开白色锥帽),听到"咔哒"声后即停止,安全卡环启动。
拧开预冲式导管冲洗器锥帽,垂直手持冲洗器进行排气。
将冲洗器和输液接头相连接,按照INS标准进行导管冲洗。

1. 从一端锯齿处撕开包装袋,取出导管冲洗器;

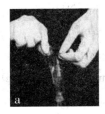

2. 向上推动芯杆(不要拧开白色锥头帽)听到"咔"声后停止,以释放活塞和外套之间的阻力;

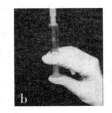

3. 用无菌技术将锥头帽旋转拧掉,注意不可触及锥头帽的内侧及冲洗器(鲁尔)锥头;

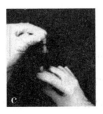

4. 向上手持导管冲洗器,排除气体;

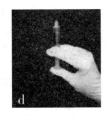

5. 将导管冲洗器与接头、阀门或无针系统连接,按照相关原则及留置导管生产厂家的推荐意见进行冲洗;

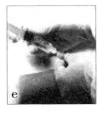

6. 按照相关原则,丢弃使用过的导管冲洗器及其他任何未被使用的溶液剩余部分,不要重复使用。

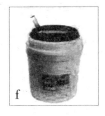

附图-4　操作指南

药物外渗详细处置

一、常见药物外渗处置方法

根据药物的性质,外渗的部位、面积,药物的量,皮肤的颜色、温度,疼痛程度决定外渗后的治疗方案。

(一)冷敷

不仅可以减少局部余热对活力组织的继续损伤,而且可以降低局部组织的代谢,使局部血管收缩,渗出减少,从而减轻局部组织水肿。另一方面,冷敷使血管收缩,降低血管通透性,减少药物吸收,可使某些局部破坏因子灭活。同时,冷敷可使神经末梢及细胞的敏感性降低,从而减轻疼痛或缩短疼痛的时间及对组织细胞的损害。

(二)热敷

热敷使局部血管扩张,血液循环加速,促进组织中外渗药物的吸收和分散,加快毒素和废物排出,减轻疼痛和水肿,降低局部外渗药物的毒性,有利于组织修复。

冷热敷的指引:建议冷敷的药物:如烷化剂抗肿瘤的抗生素药物,蒽环类,紫杉醇药物,钙剂,碳酸氢钠,造影剂,肠外营养液,利尿剂,万古霉素,异丙嗪。

建议热敷的药物:植物生物碱类药物:长春新碱,长春瑞滨,长春地辛,足叶乙甙;草酸铂类:草酸铂,奥沙利铂,依托泊苷;血管收缩剂类药物:多巴胺、去甲肾上腺素、垂体后叶素。

附表-7 常见药物外渗的解毒剂使用及处理方法

药物	解毒剂	处理方法
氮芥顺铂	硫代硫酸钠	1. 冷敷。2. 外涂药物。3. 局部封闭2%的利多卡因10 mL+加地塞米松5 mg+生理盐水5 mL局部封闭,6 h后重复1次
蒽环类（表柔比星,阿霉素,柔红霉素)卡莫司汀	硫代硫酸钠、8.4%碳酸氢钠	1. 冷敷。2. 外涂药物(喜疗妥)。3. 局部封闭2%的利多卡因10 mL+加地塞米松5 mg+生理盐水5 mL局部封闭,6 h后重复1次

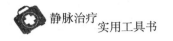

续表

药物	解毒剂	处理方法
紫杉醇	多西紫杉醇、多西他赛	1. 冷敷。2. 外涂药物(喜疗妥)。3 局部封闭。2%的利多卡因10 mL+地塞米松5 mg+生理盐水5 mL局部封闭,6 h后重复1次
长春新碱,长春瑞滨,长春地辛,足叶乙甙,依托泊苷,足叶乙甙	硫代硫酸钠、8.4%碳酸氢钠	1 热敷,湿热敷,微波理疗。2. 局部封闭。2%的利多卡因10 mL+地塞米松5 mg+生理盐水5 mL
奥沙利铂(艾恒)		1. 热敷,湿热敷。2. 外涂药物(艾洛松或喜疗妥软膏)。3. 局部封闭2%的利多卡因10 mL+地塞米松5 mg+生理盐水5 mL
去甲肾上腺素,多巴胺,多巴酚丁胺,垂体后叶素	酚妥拉明	1 热敷,湿热敷。2. 外涂药物。3. 局部封闭酚妥拉明5～10 mg+2%的利多卡因10 mL+生理盐水5 mL。4.2%的利多卡因10 mL+地塞米松5 mg+生理盐水5 mL
TPN 脂肪乳	10%葡萄糖酸钙、10%氯化钠、20%甘露醇、碘海醇、胺碘酮、透明质酸钠	1. 冷敷。2. 覆盖水胶体敷料。3. 局部封闭2%的利多卡因10 mL+地塞米松5 mg+生理盐水5 mL。4. 透明质酸钠300单位+生理盐水5 mL

二、化疗药物外渗处置方法

1. 立即停止输注,保留注射针头,用5 mL注射器连接穿刺针,尽可能回抽渗出的药液。

2. 注射部位局部封闭。取适当的解毒剂,如无解毒剂,可用生理盐水10 mL+地塞米松5 mg+1%普鲁卡因或2%利多卡因5～10 mL作环形封闭。环型局部封闭方法:消毒局部皮肤,在距离外渗范围外缘2.5～3 cm处用6～7号针头行环形封闭,再调整角度分别向外渗中心封闭。进针角度以15°～20°为宜,深浅最好在渗漏区底部,不可过浅,注射前抽回血,最后覆盖无菌纱块。局部封闭可阻止药物与组织细胞相结合,减轻局部组织反应,减少疼痛。

3. 发泡性药物(长春瑞宾、多柔比星等)外渗建议局部封闭每8 h 1次,持续2～3天,一般化疗药物局部封闭1次。

4. 冰敷:注射部位间断冰敷24 h,冰敷期间密切巡视,要注意观察皮肤有无红斑、苍白及病人主诉疼痛加剧等表现,防止用冷不当发生冻伤。

5. 热敷:奥沙利铂、长春新碱、长春花碱、长春地辛、长春瑞滨等外渗后局部不宜冷敷。应在发生外渗后24 h内间断热敷,水温40 ℃左右,并抬高患肢,避免局部受压。

6. 冰敷、热敷后,局部用50%硫酸镁湿敷或喜疗妥外涂及微波治疗,也可局部黏贴水胶体敷料。

7. 对外渗部位应持续观察,按药物外渗护理单内容及时做好记录。

8. 如果有严重的局部组织损伤或坏死,可请外科或伤口小组会诊,做清创处理。

三、药物外渗应急预案

1. 静脉输液时应加强巡视,密切观察,发现药物外渗时应立即停止液体输入。

2. 及时报告值班医生及护士长。

3. 了解外渗药物的种类、名称、性质,是否为强碱性药物、高渗液体、血管活性药物(去甲肾上腺素、阿拉明、多巴胺、垂体后叶素等)、阳离子药物(钙剂)、化疗药物等。

4. 评估发生药物外渗的部位(是否为关节处、局部皮下组织的厚度)、面积,外渗药物的量,皮肤颜色、温度、疼痛的性质和程度(胀痛、刺痛、烧灼痛)。

5. 根据外渗药物的性质、种类、刺激强度,给予适当的处理措施并记录过程(如果是化疗药物外渗则按照化疗药物外渗处理程序进行)。

6. 轻度外渗(面积不大于5 cm²)局部环封1～2次(两次间隔6～8 h);重度外渗(不小于5 cm²,甚至超过关节):第一天局部环封2～3次,第二天1～2次,以后酌情处理。

7. 抬高患肢,促进局部血液循环,减轻局部水肿;禁止在外渗侧肢体肿胀未完全消退前继续进行输液治疗。

8. 密切观察外渗部位皮肤颜色、温度、疼痛的性质,如果局部组织发生溃疡、坏死,应给予外科清创、换药等处理。

9. 安慰病人,做好心理疏导。

四、药物外渗处理流程

发现药物外渗→立即停止药物输注→报告医生、护士长→了解药物种类、性质→评估外渗部位、面积、药液量→局部皮下环封→湿热敷→抬高患肢→记录处理过程→严密观察局部皮肤颜色、温度→破溃、感染时应换药处理→加强心理疏导。

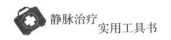

静脉输液常用知识

1. 20滴=1 mL。

2. 滴速。

每分钟滴数=液体的总量(mL)×滴系数(滴/mL)/输液所用时间(min)。

3. 速度。

补充每日正常生理消耗量的输液以及为了输入某些液物(如抗菌素、激素、维生素、止血液、治疗肝脏疾病的输助药等)时,一般5 mL/min左右。通常所说的输液速度每分钟60～80滴,就是指这类情况。静滴氯化钾,如速度过快可使血清钾突然上升引起高血钾,从而抑制心肌,致使心脏停搏于舒张期状态。因为血清钾达7.5 mEq/L时,即有可能发生死亡。如果把1 g氯化钾(13.9 mtq)直接推入血液,那么在短暂时间内,就可使血清钾水平从原来的基础上立即增高3～3.5 mtq,显然是极危险的,所以氯化钾的输注速度,一般要求稀释成0.3%的浓度,每分钟4～6 mL。葡萄糖溶液如输入过快,则机体对葡萄糖不能充分利用,部分葡萄糖就会从尿中排出。据分析,每公斤体重,每小时接受葡萄糖的限度大约为0.5 g。因此,成人输注10%的葡萄糖时,以每分钟5～6 mL较为适宜。此外,输入生理盐水时,也不宜过快,因为生理盐水中,只有钠的溶度和血浆相近似,而氯的含量却远远高于血浆浓度(生理盐水的氯浓度154 mEq/L,血浆的氯浓度只有103 mEq/L),输液过快的结果,可使氯离子在体内迅速增多。如肾功能健全时,过多的氯离子尚可由尿中排出,以保持离子间平衡,如肾功能不全,则可造成高氯性的酸中毒。

快速:严重脱水病人,如心肺功能良好,一般应以每分钟10 mL左右的速度进行补救,全日总输量宜在6～8 h完成,以便输液完毕后病人得以休息。血容量严重不足的休克病人,抢救开始1～2 h内的输液速度每分钟应在15 mL以上,这是因为,在2 h内输入2 000 mL液体,就可使一个休克病人迅速好转,若慢速输入,使2 000 mL液体在24 h内缓缓滴入,则对休克无济于事。急性肾功能衰竭进行试探性补救时,常给10%葡萄糖溶解500 mL,以每分钟15～25 mL速度输入。为了扩容输入5%碳酸氢钠或低分子右旋糖肝,为了降低颅内压或急性肾功能衰竭而早期使用甘露醇时,每分钟均需以10 mL左右的速度进行。

快速静滴时,要注意观察病情,因为静脉输液过快,血溶量骤然增加,心肺负荷过度,严重者可导致心力衰竭、肺水肿,这种情况尤其多见于原有心肺疾患的病人或年老病人。因此,在达到每分钟10 mL以上的快速输液时,护理人员应确切掌握输液前的呼吸次数与脉率,如输液后,呼吸次数与脉率较前为快,且伴有频繁咳嗽者,应减慢滴速,并立即通知医生进行检查。若出现双肺底湿性罗音,说明存在肺水肿的先兆肺瘀血现象,此时应立即根据医嘱静脉注射快速利尿剂。另外尚须注意,高渗溶液输入速度过快时,可引起短暂的低血压(可能与冠状动脉功能失调、致使心排出量减少有关)也必须予以警惕。

慢速:颅脑、心肺疾患者及老年人输液均宜以缓慢的速度滴入。缓慢输液的速度一般要求每分钟在2～4 mL以下,有些甚至需要在1 mL以下。

随时调速:根据治疗要求不同,输液时除有始终保持一种速度的情况外,还有须按实际需要随时调节滴速。如脱水病人补液时应先快后慢。输液血管活性药的速度应以既能保持血压的一定水平(80～100/60～80 mmHg)又不致使血压过分升高为宜,例如去甲基肾上腺素滴速可维持在4～20 μg/min,阿拉明维持在30～800 μg/min等。为便于计算这些药物输入剂量,在配制液浓度时,使在一定量的液体内加入药量恰好使每滴所含的药量为一个整数,这样易于调节计算,如需低浓度或高浓度,则可按倍稀释。

4.选择滴速。

(1)掌握滴注速度的计算:输液速度(mL/min)=要求输注剂量(mL/min)输注药物的浓度或=液体总量(mL)标示输液时间(min)。

(2)掌握患者的生理病理情况:通过了解患者的年龄、身高、体重、心肺肾功能、病情轻重等生理病理情况,选择正确的滴注速度。

①年龄:一般情况下成人滴注速度为40～60滴/min,紧急情况下加快至80～120滴/min,但要密切观察患者反应。小儿按2～3滴/(kg·min)计算,一般不超过40滴/min。12岁以下除大量失水者外,一般速度不宜过快。新生儿:3 gtt/(kg·min)。婴儿:2 gtt/(kg·min)或3～4 mL/(kg·h)。幼儿:1.5 gtt/(kg·min)或2～3 mL/(kg·h)。儿童:1 gtt/(kg·min)或2～2.5 mL/(kg·h)。

②体表面积:若输液的目的在于维持体液平衡,则24 h内每平方米体表面积为1 500 mL,对中度脱水患者为2 400 mL,严重脱水者为3 000 mL。

③身体状况及病情:因腹泻、呕吐、出血、烧伤等引起人体严重脱水而出现休克者,但心肺功能良好者,静滴的速度要快。一般应以10 mL/min左右的速度进行补救。如有必要甚至可在手、足同时静滴(多通道输液),以尽快增加血容量,促使病情好转。患严重心、肺疾病和肾功能不良者,尽量不宜静滴,以免加重心肺的负担。非用不可时应谨慎,使药液呈小滴,滴速最慢,同时密切观察心、肺、肾功能。对需要输进药物又限制体液或者要迅速控制的在90滴/min左右。

参考文献

[1]乔爱珍,苏迅,陈玉静.塞丁格技术在血管超声引导下PICC置管的临床实践[J].护士进修,2009.24(21):2013-2014.

[2]王建辉,宋艳茹,孟景娜.PICC所致机械性静脉炎的护理研究进展[J].医学研究及教育,2009(2).

[3]王艳丽,张振香,徐照珉.肿瘤患者PICC导管血栓形成及相关因素分析[J].中国实用神经疾病,2009.4.

[4]焦静,刘华平.PICC相关血行感染的预防及管理[J].中国护理管理,2008(1).

[5]周和清,杨蓓.PICC的X线分析[J].实用医技杂志,2005,12(8):2009-2010.

[6]吴玉芬.静脉输液治疗学[M].北京:人民卫生出版社,2012.

[7]钟华荪.静脉治疗护理学[M].北京:人民军医出版社,2015.

[8]贺连香,张京惠,高红梅.静脉治疗操作技术与管理[M].长沙:中南大学出版社,2014.

[9]赖利,李俊英.化疗性静脉炎的护理进展[J].护理学,2002,17(1):78.

[10]王建荣.输液治疗护理实践指南与实施细则[M].北京:人民军医出版社,2009.

[11]闻曲,成芳,鲍爱琴.PICC临床应用及安全管理[M].北京:人民军医出版社2012:237-367

[12]马坚,胡必杰.导管相关血流感染预防控制指南:2011年版[J].中华医院感染学,2011,21(12):2648-2650.

[13]赵丽萍.中心静脉导管相关性纤维蛋白鞘预防和治疗进展[J].中国现代医学,2012,6:62-64.

[14]申屠英琴,赵锐炜,陈春芳.27例PICC穿刺部位渗液的原因分析及护理对策[J].中华护理,2011(2):131-132.

[15]唐苏,李俊英,余春华.肿瘤患者PICC致静脉炎的因素分析及其护理对策西部医学[J].2012,24(4):784-785,788.

[16]赵林芳.美国输液护士协会介绍[J].中国护理管理,2008,8(1):1672-1756.

[17]吴玉芬.静脉输液实用手册[M].北京:人民卫生出版社,2010.